Da stirbst du nicht dran

Henk Blanken

Da stirbst du nicht dran

Was Parkinson mir gibt

Übersetzt aus dem Niederländischen von Bärbel Jänicke

Patmos Verlag

VERLAGSGRUPPE PATMOS

PATMOS
ESCHBACH
GRÜNEWALD
THORBECKE
SCHWABEN

Die Verlagsgruppe
mit Sinn für das Leben

Nederlands letterenfonds
dutch foundation for literature

Die Übersetzung dieses Buches wurde von der niederländischen Stiftung für Literatur gefördert. Der Verlag bedankt sich für die freundliche Unterstützung.

MIX
Papier aus verantwortungsvollen Quellen
FSC® C014496
FSC
www.fsc.org

Für die Schwabenverlag AG ist Nachhaltigkeit ein wichtiger Maßstab ihres Handelns. Wir achten daher auf den Einsatz umweltschonender Ressourcen und Materialien.

www.patmos.de

Umschlaggestaltung: Finken & Bumiller, Stuttgart
Umschlagabbildung: © Linelle Deunk
Gestaltung, Satz und Repro: Schwabenverlag AG, Ostfildern
Druck: GGP Medien GmbH, Pößneck
Hergestellt in Deutschland
ISBN 978-3-8436-0850-3 (Print)
ISBN 978-3-8436-0851-0 (eBook)

Inhalt

Für Sandra

Die Kunst der Fuge V

Es irrt, fließt in eins, fällt entzwei, versinkt
und wiederholt sich, als ob immer wieder etwas

gesucht werden muss, gefunden, verloren, gesucht,
als ob immer wieder etwas muss, etwas sein muss,

bevor es vergeht und danach.

Rutger Kopland[1]

Prolog

Wo willst du, dass ich beginne?
An jenem Samstagmittag, als mir mein Vater gegenübersaß, dürr und mager, vorgebeugt und ruhelos, als könnte er jeden Moment aufbrechen?
Das liegt ein halbes Leben zurück.
Mein Vater hatte seinen Wintermantel anbehalten. Sein blassbrauner Cordhut, der Hut, der ihn kleiner wirken ließ, als er war, lag auf dem Tisch. Er rauchte eine filterlose Caballero und verstreute Asche auf meinem abgewetzten Parkett. Ich stand auf, um Kaffee aufzusetzen und ihm ein Brot zu schmieren. Ich tat alles, nur um mir seine Klagen nicht anhören zu müssen: dass sein Körper anfange, ihn im Stich zu lassen, dass er sich krank fühle.
»Deine Mutter kauft keinen Schnaps mehr«, sagte er. Sein tägliches Gläschen jungen Genever.
Ach, Papa.
Kurz nach seiner Frühpensionierung war mein Vater vergesslich geworden. Ein bisschen mürrisch, störrisch und widerspenstig. Nachts machte er schon mal ins Bett.
Er fiel in sich zusammen und wusste nicht, wie ihm geschah.

Der alte Mann hieß Hidde. Er war der Erste, der mich an meinen Vater erinnerte.

An einem windigen Frühlingstag setzt sich seine Frau, eine gepflegte Dame in einem malvenfarbenen Kostüm, beim Mittagsimbiss in der Poliklinik neben ihn, mir schräg gegenüber. Sie gießt fettarme Milch in ein Glas, das sie ihrem Mann behutsam hinschiebt. »Gleich«, sagt Hiddes Frau, »gleich nach dem Essen holen sie ihn zum zweiten Teil seiner Untersuchung ab.« Sie spricht über ihren Mann, als säße Hidde nicht mit am Tisch. Als ob er nicht da wäre.
Hiddes Hände umfassen das Glas. Er sieht mich verwundert an: Warum nur sagt seine Frau so etwas zu einem Fremden? Hidde hebt das Glas. Und lässt es wieder sinken.
»Ich kenne diese Männer nicht«, sagt er, gerade noch hörbar.
Wen meint er wohl? Welche Männer? Die Ärzte? Den Pfleger, der ihm kurz zuvor, auf dem Weg zu unserem Mittagsimbiss, in den Rollstuhl geholfen hat?
Hidde zieht seine schmalen Schultern hoch. Er trägt ein gelborange kariertes Holzfällerhemd aus grobem Flanell, das zwar zu ihm, nicht aber zu seiner Frau zu passen scheint.
Die Männer, setzt er noch einmal an, die Männer kämen seit einer Woche einfach so zu ihm herein. Er habe keine Ahnung, wer sie seien.
Seine Frau fällt ihm ins Wort. Sie wohne, sagt sie, mit Hidde am Rand eines Dorfes, nicht weit entfernt von meinem eigenen Dorf. Alte, tief liegende Weiden tauchen vor meinem inneren Auge auf, eine kurvige Landstraße, Wallhecken, blühende Büsche, ein Bauernhof, vor dem ein uralter, mit Vogeldreck zugeschissener Volvo auf dem Schotterweg steht. Ich habe nicht den Eindruck, dass Hiddes Frau etwas zu erklären versucht. Eher wirkt es, als ob sie sich entschuldigen würde.
Vorsichtig nimmt Hidde einen Schluck von seiner Milch. Er will nicht kleckern. Und dann erzählt er doch, dass diese Männer manchmal sogar zu zehnt plötzlich in ihrem Wohnzimmer

oder oben auf dem Treppenabsatz stehen. »Das sind üble Typen.« Was sie dort, zwischen seinen Möbeln, treiben und ob sie mit ihm reden oder ihm nur schweigend im Weg stehen, erzählt Hidde nicht.
Mit großen Augen starrt er mich an.
»Sie sind doch echt«, sagt er.

Hidde mag wohl zehn oder fünfzehn Jahre älter sein als ich. Fünfundsechzig, siebzig vielleicht. Ein gebeugter Mann mit einem wüsten und flusigen grauen Bart. Das Haar auf seinem Kopf wächst so spärlich, dass sich Kämmen nicht mehr zu lohnen scheint. Hidde ist in seinem karierten Hemd, einer Jeans und ausgelatschten Sandalen ins Krankenhaus gekommen. Er ist ziemlich schlecht zu Fuß. Doch als ihn der Pfleger, ein kräftiger, sanftmütiger Mann aus dem Norden, in einem Rollstuhl zum Mittagsimbiss fahren wollte, meuterte er. Ein Rollstuhl? Er schien sich zu genieren.
»Es ist schnell gegangen«, sagt seine Frau. Acht Jahre ist Hidde schon krank, aber erst seit drei Wochen sieht er Leute im Haus, die nicht da sind. Wie oft sie sich auch neben ihren Mann aufs Sofa setzt und ihm versichert, dass sie gegangen seien, dass sie sie hinausgelassen oder weggeschickt habe, so wie man den Zeugen Jehovas oder einem Gerichtsvollzieher die Tür weist, und dass er keine Angst zu haben brauche – Hidde sieht sie noch immer.
Das ist grausam und ironisch, denn Hidde sieht eigentlich immer weniger.
»Auch seine Augen sind schnell schlechter geworden«, sagt Hiddes Frau. Nebenbei erzählt sie dann, dass es Hiddes Hund, ein zwölfjähriger Mischling, auch hat.
Was kann ich dazu nun noch sagen?
Dass Hidde meinem Vater gleicht?

Mein Vater war ein großer, kerzengerader und drahtiger Mann. Von Beruf Beamter: »Schreiber erster Klasse« bei einer staatlichen Behörde, die die Mietpreise von Sozialwohnungen kontrollierte. Ein Mann, der fünf Tage in der Woche um sieben Uhr morgens mit einem Becher Pickwick-Tee und einem Teller Haferbrei oder einer zuckerbestreuten Schnitte frühstückte und um Viertel vor acht an den Spielfeldern des Fußballvereins entlang zum Bahnhof ging, Butterbrotdose und BIC-Kugelschreiber in seiner ansonsten leeren Aktentasche aus braunem Leder. Dort stieg er in den Regionalzug. Gegen fünf nahm er den Zug zurück, um dann gegen halb sechs zu Hause in seinem Stuhl am Fenster die Kartoffeln zu schälen – seltsam, dass mir aus tausenden von Gerüchen gerade dieser Erdgeruch, der Geruch von feuchtem Lehm und Wurzelfäule, in Erinnerung geblieben ist.

Mit Schreiben hatte die Arbeit meines Vaters wenig zu tun. Im Büro trug er tagtäglich Zahlen in die hellblauen schmalen Kästchen doppelter Foliobögen ein. Ich erinnere mich an seine Schrift, die regelmäßigen Schwünge, die sich alle gleich weit nach vorne lehnten, die Briefe, die er gelegentlich samstagmorgens am Küchentisch schrieb, seine zierliche Unterschrift. Als ich in einem Alter war, in dem ich glaubte, eine eigene Handschrift haben zu müssen, übte ich sie so lange, bis sie seiner vollkommen glich, wobei ich sein kapitales »A« etwas kläglich durch die beiden parallelen Striche des »H« ersetzte.

Ich habe nicht einen einzigen Brief von ihm. Nicht einmal einen Zettel.

Wenn ich von meinen Eltern mal eine Ansichtskarte bekam, verschickt von einem Urlaubsdomizil irgendwo im Rhein-Mosel-Gebiet, war sie von meiner Mutter geschrieben worden.

Als der letzte seiner älteren Brüder gestorben war, mit weit über achtzig, und er nur noch einen jüngeren Bruder überleben konnte, sagte mein Vater, nun sei er an der Reihe. Außer an einer leichten Form der Alzheimererkrankung, wenn es überhaupt schon eine war, litt er unter einer lebenslangen Hypochondrie. Dennoch verstand ich, was er meinte.

Ich nehme mir eine Scheibe Vollkornbrot, kämpfe mit der Plastikvakuumverpackung des Käses, pfriemele sie auf, klappe die Schnitte zusammen und drücke meine Zähne hinein. Schon eine ganze Weile esse ich nicht mehr mit Messer und Gabel, wenn es nicht unbedingt sein muss. Ein Beefsteak schmeckt mir nicht mehr so gut, wenn mir das Schneiden nicht gelingt. Pasta schnipple ich klein und esse sie mit dem Löffel. Mit diesem Verlust an äußerem Anstand lässt sich leben. Auf eine merkwürdige Weise ist der langsame Verfall faszinierend, hat das Abtakeln mehr mit Euphorie zu tun, als man erwarten würde: Das eine ist der Preis, den wir für das andere bezahlen. Wer sein Leben auskosten will, muss auch entschlossen sein, die Entwürdigung zu durchleben.

Hidde versucht, die harte Margarine aufs Brot zu schmieren. Das frische Vollkornbrot verklumpt und verklebt. Er belegt das Ganze mit einer Scheibe Kümmelkäse und setzt auf gut Glück sein Messer an.
»Mach ich nicht mehr«, sage ich. »Mit Messer und Gabel.«
Es scheint, als würde Hidde mich nicht hören, nicht sehen oder nicht verstehen.
Ich kann mir leicht ausmalen, wie es weitergehen wird, wie sein Verstand ihn im Stich lassen wird, wie ängstlich, verwirrt und beschämt er sein wird. Und im nächsten Moment sehe ich Hidde in meinem Elternhaus stehen, oben an der schmalen

Treppe mit dem meergrünen Belag. Ich höre, wie mein Vater aus einem der Schlafzimmer meiner Mutter, glaube ich, etwas zuruft – obwohl ich sicher bin, dass ich schon seit Jahren vollkommen vergessen habe, wie seine Stimme klang, ob sie harsch oder brüchig war, irgendeine Färbung hatte oder nicht. Hab dich nicht so, denke ich. Er ist schon fast dreißig Jahre tot.
Hidde müht sich mit seinem Butterbrot und mit seinen Tischmanieren ab. Schneiden funktioniert nicht. Die Kruste ist zu hart, das Brot zu weich, die Margarine ist noch halb gefroren.
Dann legt Hiddes Frau die Hand auf seine rechte Hand. Nur zu, scheint sie zu sagen, mach es doch so wie dieser Herr hier.
Wie läuft es ab, denke ich dann. Was will ich noch, demnächst, wenn mich meine Frau sauber machen muss, wenn sie mein Brot schmiert, das Fleisch in kleine Stücke schneidet, die Weißweinflasche versteckt und ermutigend auf mich einredet?
Nur zu. Versuch es nur.
Es kann noch Jahre dauern. Aber wo wird es enden?
Will ich irgendwann auch vergessen, dass ich alles vergessen habe?

Pasta nera

In Venedig hat das Stolpern begonnen.
Aber wo Daniel an diesem Abend war?
Wollten wir vielleicht in dem Café auf dem Campingplatz noch ein Glas Wein trinken? Oder fanden wir, dass es so doch ganz schön gewesen war? Genug getan, genug gesehen, genug besprochen.
Als ich meinen Sohn ein Jahr später danach frage, erzählt er, wir seien jeden Tag mit der Fähre von Fusina nach San Marco übergesetzt. Das weiß ich natürlich noch. »Der Platz stand unter Wasser«, sagt er. Das stimmt auch. Wir mussten über schmale Planken balancieren, um zum Kai zu gelangen.
Wie naiv wir waren. Drei Tage waren wir durch Venedig gelaufen und hatten immer wieder Stapel grober unbearbeiteter Gerüstbohlen herumliegen gesehen, ohne zu kapieren, wozu sie dienen sollten.
Was Daniel sonst noch weiß?
Dass es schwarze Pasta gab. Frische, in Tintenfischtinte getränkte Spaghetti. Und dass wir uns auf der letzten Caféterrasse unserer Reise in eine hitzige Diskussion über die Musik einer Fadosängerin verstrickten, die ich zwar erträglich fand, er aber nicht. Dieses Café – ich suche es über Google Earth – lag auf dem Campo Santo Stefano, einem lang gestreckten, gepflasterten Platz zwischen abblätternden Fassaden in allen

möglichen Pastelltönen, ein paar Gehminuten westlich von San Marco. Wir tranken dort Weißwein.
Daniel sagt, dass er alles noch weiß.
»Erst eine Flasche. Dann noch eine.«
»Hast du die Fotos noch, die du dort geschossen hast«, frage ich, während mir – denn eine Erinnerung weckt die nächste, wie Akkorde auf einem Klavier – einfällt, wie Daniel zuvor an jenem Sonntag wie ein schlanker, kurz geschorener Gott vor mir herspazierte, über den breiten Kai mit Blick auf den Lido, und sich über das Katz-und-Maus-Spiel zwischen den Carabinieri und den Gruppen flinker afrikanischer Straßenhändler mit ihren Teppichen voller verdächtig billiger Ray-Ban-Brillen amüsierte.
»Ich glaub schon.«
»Such sie mal.«
»Bin schon dabei.«
Er stöbert kurz in seinem Smartphone. Das Display ist schon seit Langem kaputt, aber der Speicher funktioniert noch.
»Sorry«, sagt er dann. »Ich muss sie gelöscht haben. Hatte mehr als zweitausend Fotos. Musste ein bisschen aufräumen.«

Als Daniel felsenfest behauptet, dass er zumindest alles noch wisse, dass er die Route unserer Spaziergänge durch die Gässchen von Venedig, über Fischmärkte und Plätze, an Palästen und Museen entlang, über Brücken und Kais mühelos rekonstruieren könne, kommen mehr Erinnerungen zurück. Anscheinend habe ich weniger vergessen, als ich dachte.
Ein langes Wochenende im Oktober. Hin freitagmorgens ab Bremen; zurück montags. Aber flogen wir mit Ryan Air oder einem anderen Billigflieger? Von einem Flughafen in der Nähe von Venedig fuhren wir mit dem Stadtbus in Schlangenlinien durch die staubigen Straßen von Mestre, und dann über eine

kilometerlange, palmengesäumte vierspurige Straße an Firmengeländen, heruntergekommenen Bürogebäuden, baufälligen Schuppen und Relikten der Chemieindustrie vorbei.

Wir nähern uns Fusina. Fallen Daniel die Straßenhuren an der Bushaltestelle auf, die üppigen dunkelhäutigen Frauen, rote Lackstiefel, die bis über die Knie reichen, bauchfreie Tops, Brüste als Handelsware? Er ist neunzehn. Ich stelle ihm keine Fragen.

Auf dem Campingplatz checken wir ein. Wir werfen unsere Taschen in die Campinghütte. Danach spazieren wir an einem Bauernhof mit einem halb eingestürzten Ziegeldach vorbei zur Hafenmole mit Blick über die Lagune. Wir nehmen die erste Fähre. Sie kreuzt die von Lichtmasten gesäumte Fahrrinne für Hochseeschiffe und folgt im Zickzack dem tonnenmarkierten Weg ins Zentrum von Venedig, wo wir am Kai aussteigen, die obligatorischen Fotos voneinander knipsen und loslaufen.

Will ich Daniel die Stadt zeigen? Oder habe ich schon beschlossen, dass er entscheiden soll, wohin wir gehen?

Ich brauche ihm nicht zu imponieren – er ist nicht so leicht zu beeindrucken. Ich belästige ihn nicht mit dem, was ich sehr wohl noch weiß. Dass ich vor dreißig Jahren auch durch diese Stadt gegangen bin. Kaum älter als er heute. Einen Kopf kleiner als er mit seinen 1,94, in einem himmelblauen T-Shirt und einer blassen Levis, die so schmutzig war, dass der Dreck von ihr abblätterte. Ein Lederriemchen um den Hals. Stoppelhaare, von Sonne und Salzwasser weiß gebleicht, genauso kurz geschoren wie Daniels heute.

Ich war fünf Wochen auf einer griechischen Insel gewesen. Mit Axel.

Daniel weiß, wer Axel ist: ein Jugendfreund, den ich schon seit Jahren nicht mehr treffe. »Hörst du manchmal noch was von ihm?«, fragt Daniel hin und wieder mal. Anfangs habe ich versucht, ihm zu erklären, was passiert war. Daniel wurde dann immer stocksauer, seine Gesichtszüge erstarrten, sein Blick verfinsterte sich. Für Axel brachte er keinerlei Verständnis auf, er weigerte sich, es zu verstehen.

Vielleicht ist es schon Samstag, als wir uns entscheiden, einen Teller Pasta zu essen, im Schatten eines kleinen Bogengangs, irgendwo an einem Kanal, an dem ab und zu ein Bootshändler anlegt. So wie er dasitzt, gleicht Daniel – die Ähnlichkeit überfällt mich öfter – Axel wie ein Ei dem anderen. Nicht in seinen Gesichtszügen oder seinem Knochenbau, sondern in der Intonation seiner Stimme, der trägen Haltung seines schlaksigen Körpers, seinem Augenaufschlag, in der Art, wie er seinen Kopf schief hält, wenn er zuhört, der Bravour, der Großspurigkeit, dem Anflug überheblicher Ironie.

Aus dem Lokal kommt ein Kellner, der vor zwei Touristen an einem Tisch neben uns Teller mit Pasta abstellt. Schwarze Pasta. Daniel schnappt sich die Karte, sucht die Pasta nera darin und verkündet feierlich, dass er diese schwarze Pasta probieren wolle. Er, der Mann von Welt.

»Ich weiß nicht«, sage ich zögernd.

Die Tintenfischpasta erinnert mich an diese griechische Insel, an die grünblaue Bucht direkt hinter dem Fischerdorf, und an Axel – Axel, der immer alles noch wusste, Buchtitel, Zitate, Basketballergebnisse. Axel könnte mir heute noch sagen, was wir damals aßen und in welchem Straßencafé, wo wir Strandlatschen und Halfzware Tabak fanden, wie viel Cent die Drachme wert war, aus welcher Hafenstadt die vier dänischen Mädchen stammten, mit denen wir tagelang am Strand lagen, neben wem wir mittags unter den Pinien einnickten und mit wem wir abends faden, harzigen Retsina tranken. Axel könnte noch ihre Namen nennen, so wie er auch noch wüsste, wann der Bus in die Hauptstadt auf der anderen Seite der Insel fuhr.

Axel wüsste noch, ob die schmutzigschwarze Tinte auf der Pasta mir damals wirklich so schlecht bekommen ist, wie ich mich zu erinnern glaube.
Daniel grinst. »Mach dich mal locker, Alter.«
Ich sage nichts. Er bestellt. »Weinchen dazu?«, fragt er.
»Wie spät ist es?«
»Schon fast Mittag.« Purer lebenssprühender Übermut. »Mach dich mal locker, Alter. Ich zahle.«
Am Sonntagnachmittag dann, dem dritten Tag, verbringen wir Stunden auf dem langen, schmalen, an einem Rand noch sonnigen Platz bei der Kirche San Stefano. Eigentlich sollten wir hineingehen, um uns in der Sakristei die Tintorettos anzuschauen, doch bisher sind wir an allen Museen vorbeigegangen. Die Schlangen zu lang, die Zeit zu kurz. Auch weiter ziellos herumzulaufen, eifrig und gehetzt, als ob wir irgendwo hin wollten, hat keinen Sinn. Wir einigen uns also darauf, in einem Café etwas zu trinken.
Wahrscheinlich erklärt mir Daniel, dass er doch noch einmal zu Harry's Bar zurückmüsse, um mit einem Glas sündhaft teurem Whisky auf berühmte Schriftsteller anzustoßen. Daniel hat sich eingelesen. An diesem Sonntag waren wir bereits drei Mal immer wieder durch andere Gässchen um die Piazza San Marco herumgeschlendert, um einen Blick in Harry's Bar zu werfen. Hemingway hatte hier ebenso an seinem Whisky genippt wie Chaplin, Hitchcock, Capote.
Auf dem Campo Santo Stefano zanken wir uns über Popmusik, Talentshows im Fernsehen und Fußballprofis, die in ihren alten Tagen in eine der schwächeren südeuropäischen Ligen ausgewichen sind. Ich finde das nicht so tragisch, aber Daniel hat das Talent zu verachten und ist im richtigen Alter, das ohne Wenn und Aber zu tun.
An mehr kann ich mich heute, ein Jahr danach, nicht erinnern.

Als ich zu schreiben beginne, kommen doch wieder Bruchstücke zurück, verrückterweise in chronologischer Reihenfolge, als ob ich das Ganze früher schon einmal festgehalten hätte, wie eine halb erdachte Erzählung, ein Logbuch vergessener Augenblicke. Die Prostituierten, die Pasta nera, Harry's Bar, Tintoretto. Von anderen Fragmenten – wie sehr Daniel manchmal Axel gleicht – wage ich nicht mehr mit Gewissheit zu behaupten, dass ich sie, zu dieser Zeit und dort in Venedig, richtig verorte; sie könnten sich aus dem Zusammenhang gelöst haben. Mein stockendes Gedächtnis hat sie wahrscheinlich auf andere Weise wieder zusammengefügt, als wären sie Steine eines Mäuerchens auf einer sonnenversengten Insel, das mit der Zeit zerbröckelt und in anderer Zusammensetzung wieder aufgebaut wird.

Nach der ersten Flasche Wein, einem Chardonnay vermutlich, trocken, weiß und kühl, haben wir uns eine zweite bringen lassen, bestätigt Daniel mit einem kleinen Lächeln, auch weil er weiß, wie es an diesem Sonntag weiterging. »Dass ich noch alles weiß und du fast nichts, ist nicht so erstaunlich«, sagt er. »An meine ersten acht oder neun Jahre erinnere ich mich auch nicht. Ich habe nicht viel mehr als zehn Jahre Erinnerungen. Deine Festplatte ist viel voller.« Du bist ein alter Mann, meint er.

»Weißt du noch, an welchem Tag wir auf diesem Platz in der Sonne saßen und gepichelt haben?«

»Das war am dritten Tag«, sagt er. »Am Sonntag also.«

»Und das Datum?«

»Keine Ahnung. Oktober.«

»Zehnter Oktober. Ich habe es nachgesehen.«

Er kapiert, worauf ich hinauswill. Zehn-zehn-zehn. Ein Datum, dass man sich merken muss.

∞

Das Stolpern begann in Venedig. Soweit ich es nachverfolgen kann, soweit ich mich erinnern kann, hat mir meine Motorik an diesem Sonntag zum ersten Mal ein Bein gestellt. Es gab noch andere Symptome, vor allem mein brackiges Gedächtnis, das eigenartige Phänomen, dass mir manchmal ein Romantitel nicht einfallen wollte oder – viel beschämender – der Name eines Kollegen, mit dem ich schon Jahre zusammenarbeitete. Ich entschuldigte mich dann mit der Bemerkung, dass er mir gleich, in fünf Minuten, nein wirklich, es lag mir auf der Zunge, doch wieder einfallen würde.
Dass ich immer weniger Gerüche wahrnahm, hätte ein weiteres Signal sein können.
Ich glaube, Daniel hat an diesem letzten Nachmittag noch nach einem Parfüm gesucht. Als Souvenir. Vage erinnere ich mich, dass er schließlich eine überteuerte venezianische Karnevalsmaske für seine Mutter gekauft hat. Es kann auch sein, dass wir sie erst an jenem Montagmorgen entdeckt haben, zu einem angemesseneren Preis in einem etwas weniger überlaufenen Gässchen, als wir, auf unserem Weg zum Flughafen, zum letzten Mal von San Marco zum Bahnhof gingen.
Sonntagabends sind wir mit der Fähre nach Fusina zurückgekehrt. Vielleicht färbte sich der Himmel hinter dem Campingplatz purpurrot. Wir müssen an Deck gestanden haben. In Pullovern. Wahrscheinlich habe ich wieder nach der Tonnenmarkierung geschaut und an die Untiefen in der Bucht und das Versinken Venedigs gedacht. Ich glaube, an der tiefen Fahrrinne mussten wir kurz auf ein vorbeifahrendes Containerschiff warten.
»Trinken wir noch was?«

Wir sind in unserer Campinghütte. Über der Tür brennt eine nackte Glühbirne. Auf den zwei schäbigen Betten liegt unser Gepäck: ein paar T-Shirts, eine Regenjacke, die wir nicht gebraucht haben. Daniels schwarze Slim-Fit-Jeans.
»Erst mal pinkeln.«
»Dann sehe ich dich gleich im Café, Alter.«
Daniel biegt nach links ab, ich geh nach rechts, zum zentralen Toilettentrakt, hundert Meter entfernt. Meine Blase ist voll. Der Campingplatz ist wie ausgestorben, es geht auf den Herbst zu und für Zeltcamper ist es nachts schon zu kühl; wir haben nur wenige Touristen mit einem Schlafplatz in einer der Campinghütten gesehen. Im Halbdunkel beschließe ich, ein Stück des Wegs abzukürzen.
Ich zwänge mich durch eine Hecke aus dornigem Gestrüpp, sehe nicht, wohin ich gehe, und stolpere, als ich in einen Graben trete. Mein linker Knöchel knickt um. Mühsam komme ich hoch, desorientiert und fluchend vor Schmerz – wo war dieses verdammte Pissoir noch mal? – und beginne zu humpeln, hinkend, schwankend, wie ein Mann, der zu viel getrunken hat.
Als ich etwas später – wie viel später? – an die dünne Aluminiumtür klopfe, öffnet Daniel.
»Ich bin zurückgegangen. Wo bist du denn abgeblieben?«
»Gefallen. In eine Rinne.«
»Alles noch heil, Alter?«
»Mein Knöchel. Und glaubst du, dass ich in deine schwarze Hose reinpasse?«

Da stirbst du nicht dran

»Was denkst du, sind es linke oder rechte Füße?«
Sandra versteht nicht, wovon ich rede.
»Diese Füße«, sage ich, auf eine Reihe nackter, direkt über dem Knöchel amputierter Füße zeigend. Sie stehen entlang der Glaswand, auf der Hälfte des langen Ganges. Auf jedem der braunen Füße ruht ein rotlederner Diplomatenkoffer. »Ob sie wohl alle gleich sind? Oder gerade nicht? Und denkst du, dass es Paare sind?«
Sandra zieht mich mit sich, sie zerrt an meinem Ärmel. »Nun komm schon.«
Fast lautlos fährt ein Elektro-Golfmobil an uns vorbei; auf der Rückbank, mit dem Rücken zum Pfleger, sitzt ein alter Mann, der sich mit beiden Händen an seinen Gehstock klammert. Als sie vorüber sind, sehe ich den Gärtner draußen, auf der anderen Seite des Glases. Er hackt die harte, trockene Erde in den Beeten zwischen den gebogenen Bändern aus rostbraunem Baustahl auf.
Hinter den Aufzügen müssen wir nach links. Ich melde mich an einem Schalter. Wir warten. Sandra blättert in einer Wohnzeitschrift. Ich bin in Gedanken noch bei diesen Füßen. Welche Schuhgröße haben sie wohl?
Dann werden wir aufgerufen.
Kurz darauf stellt mir eine junge Assistenzärztin endlos viele Fragen. In einem kleinen Raum der Poliklinik, aus dem Lamel-

len das scharfe, sommerliche Sonnenlicht fernhalten, sitzt sie mir gegenüber, eine Frau so jung wie meine Tochter, mit einem Klemmbrett auf den Knien, einen Stift in ihrer kleinen rechten Hand. Zeile für Zeile arbeitet sie die Frageliste ab. Was habe ich für Probleme? Haben sie an einer Körperseite angefangen oder beidseitig, rechts und links? Habe ich damit schon lange Schwierigkeiten? Habe ich Schmerzen? Welche Medikamente nehme ich ein? Bin ich manchmal deprimiert? Welcher Arbeit gehe ich nach?

Ich kann in ihrer Anamnese kein System erkennen. Zweifelsohne gibt es ein System, so wie sich offenbar auch hinter dem Fragenskript einer Telefonhotline eine Logik verbirgt:

Was haben Sie für Probleme?

Haben Sie den Stecker eingestöpselt?

Leuchtet nur das linke Lämpchen?

Ich frage mich, ob sie die Bedeutung dieser Füße kennt.

»Welcher Arbeit gehen Sie nach?«, fragt die Assistenzärztin noch einmal.

»Ich bin Journalist«, antworte ich.

∞

Ich stolpere immer öfter. Auf dem Weg zum Markt stolpere ich über einen niedrigen Bordstein oder schief stehende Steinplatten, als ob ich am helllichten Tag – obwohl in Wirklichkeit stocknüchtern – aus einer Kneipe torkelte. Ich stolpere über meine Worte, wenn ich mich an meinem Speichel verschlucke. Und ich stolpere über die Buchstaben auf der Tastatur meines Laptops; wenn ich schreibe, bleibt mein linker Zeigefinger am »a« oder am »s« hängen, sodass »ich sage« immer wieder zu »ich ssssaaaage« verkommt oder zu einer anderen unentwirr-

baren Buchstabenkombination, weil ich mit links auch schon mal neben das »a« und »s« oder das »g« greife.
Meine linke Hand ist widerspenstig. Sie zittert manchmal. Eigentlich tut diese Hand das schon monatelang, vielleicht schon seit Neujahr. Trink mal ein bisschen weniger Kaffee, riet mir der Physiotherapeut, den ich wegen eines bohrenden Schmerzes im unteren Rücken aufgesucht hatte. Er behandelte mich mit *Dry Needling*. Das half gegen diese Schmerzen. Ich setzte mich selbst auf eine Ration von zwei oder drei Tassen Kaffee beim Frühstück. Den Rest des Tages ignorierte ich den Automaten in der Zeitungsredaktion. Das Zittern der linken Hand ließ nicht nach.
Mein Gang wurde eckiger. Dass ich mich so linkisch bewegte, wurde mir erst bewusst, als ich an einem Sonntag mit Nina ein Stündchen über ein jahrhundertealtes Landgut am Rand unseres Dorfes spazierte. Wir redeten über unsere Arbeit, meine Tochter und ich, über das Schreiben und den Journalismus, über eine ihrer Erzählungen, mit der sie nicht richtig vorankam, eine märchenhafte Geschichte über einen wortkargen Bauern und ein Mädchen. Eines Morgens, ganz in der Frühe, schauen der Bauer und das Mädchen an einem Zaun über einen nebligen Polder. Das Mädchen fragt, was hinter diesem Nebel liege. »Wenn du dort hingehst«, sagt der Bauer, »sind dort Häuser. Schaust du zurück, dann ist dies hier verschwunden. Ich verschwinde. Mein Haus und dein Haus, deine Eltern, der Stall und mein Hund. Alles ist fort.«
Ich weiß noch, wie wir durch den Wald aus Eichen und Buchen gingen, an dem Landhaus einer adligen Familie vorbei, an den Äckern und dem Entenfang, an den Holunder- und Ilex-Sträuchern, an Parzellen sumpfigen Weidelands entlang und an dampfenden Pferden in hohem Gras. »Das ist eine sehr schöne und ruhige Geschichte«, sagte ich, »aber ich möchte wissen,

was sich genau zwischen diesem Bauern und diesem Mädchen abspielt. Wie kommt es, dass sie so früh am Morgen an diesem Zaun stehen? Was haben sie da zu suchen? Wo sind ihre Eltern? Was ist da los?«

»Schwing doch mal mit den Armen«, sagte meine Tochter damals.

»Was meinst du?«

»Du gehst so langsam.«

Ich wusste, dass sie recht hatte. Dass ich meinen linken Arm steif abgewinkelt an meinem Körper hielt, als wäre er in einer Armschlinge fixiert, und meine linke Hand, am liebsten zur Faust geballt, in meine Winterjacke steckte. Wir wanderten durch die herrlichste Landschaft, doch mein Blick heftete sich andauernd auf den staubigen Sandweg direkt vor meinen Füßen.

»Du musst mitschwingen. Dann fällt dir das Gehen leichter.« Nina wurde ungeduldig. »Und jetzt auch die Füße höher heben.«

Was dachte sie, was mit mir los ist, meine Tochter?

»Übertreib' es ruhig. Nur zu. Schwing!«

∞

Ich habe Monate gebraucht, um in dieser Hirnambulanz zu landen. Meine beiden engsten Kollegen haben mich immer wieder gefragt, warum ich nicht mal zum Hausarzt ginge. Sie sahen, was Nina sah. Den steifen Gang. Diesen starren linken Arm. Mein ausdrucksloses Gesicht. Sie müssen bemerkt haben, dass ich mit ihrem Arbeitstempo an den langen Tagen bei der Zeitung, die mächtig unter Druck stand, nicht mehr mithalten konnte. Sie sahen, wie ich mich damit abquälte, machten mir aber keine Vorwürfe. Sie müssen sich unbehaglich gefühlt haben. Jetzt geh doch endlich mal zum Hausarzt.

Immer wieder habe ich es verschoben. Zu beschäftigt. Zu müde. Zu gehetzt. Bis ich mich schließlich in die Ambulanz der Neurologischen Abteilung überweisen ließ.
Zwei Tage vor diesem Termin im Krankenhaus las Sandra den ersten Entwurf einer Geschichte, an der ich gerade schrieb, eine neue Anfangsszene für einen Roman, an dem ich schon jahrelang arbeitete. Zwei Männer, ein abgehalfterter Journalist und ein superreicher Schachpromoter, stehen im engen vorsintflutlichen Lift des Hotels, in dem sie Zeuge eines Versuchs waren, den Weltrekord in Blindsimultan zu brechen. Der Schachspieler, der alle sechsunddreißig Stellungen im Kopf behalten musste, war mitten in der zweiten Nacht einfach eingenickt. Beim Schreiben hatte ich an Jannes van der Wal gedacht, den Ex-Weltmeister, der dafür bekannt war, an den merkwürdigsten Orten einschlafen zu können. Dass er ein Damespieler und kein Schachspieler war, war mir egal. Es ging mir um einen Satz, um ein Zitat.
Jannes van der Wal ist jung gestorben. Zehn Jahre vor seinem Tod habe ich für die Zeitung ein Gespräch mit ihm geführt. Im Café *Drie Gezusters* erzählt er, was ihn so stört, an einer misslungenen Partie vielleicht, oder am irdischen Dasein: »Ich kann die andere Seite einfach nicht erreichen.«
»Taugt es etwas?«, fragte ich meine Frau.
»Vielleicht«, antwortete Sandra. Die Liftszene habe jedenfalls Drive.
Dennoch war Sandra an dem medizinischen Begriff hängen geblieben, mit dem ich – nebenbei, wie ich dachte – deutlich machen wollte, dass der Journalist, ein Alkoholiker und Teilzeitjunkie, der sich als Betrüger und Fantast seine Sporen verdient hatte, leicht zitterte und manchmal stolperte. Ich hatte ihm, außer dem zwanghaften Hang zum Fabulieren, einen Tremor verpasst.

Im Internet las Sandra, dass ein Tremor eine ständige Schüttelbewegung von einem oder mehreren Körperteilen ist, die durch eine unwillkürliche Muskelkontraktion verursacht wird. »Ein Tremor ist nicht lebensbedrohlich, aber manche Menschen schämen sich dafür, weil sie alltägliche Verrichtungen weniger gut bewältigen können.«

»Google das selbst doch auch mal«, schlug Sandra mir vorsichtig vor.

Ich tat es an dem Abend vor dem Termin in der neurologischen Abteilung. Ich fand die Symptomliste. Das Zittern. Die Beschreibung, wie beim Gehen ein Arm nicht mehr mitschwingt.

»Du riechst schon seit Jahren fast nichts mehr«, sagte Sandra. Sie glaubte, acht der zehn Symptome wiederzuerkennen.

»Das mühsame Sprechen, bei dem sich zu viel Spucke im Mund sammelt, habe ich in letzter Zeit auch.«

»Das wusste ich nicht«, sagt Sandra.

Neun von zehn.

Zur Verstopfung sagte ich nichts.

∞

»Können Sie mit der rechten Hand kurze drehende Bewegungen machen?«, fragte der Neurologe eine halbe Stunde, nachdem die Assistenzärztin ihr letztes Kreuzchen gesetzt hatte. Der Neurologe ist ein kleiner, studentisch wirkender Mann weit in den Fünfzigern, vielleicht Anfang sechzig. Die ausgefüllte Anamnese muss irgendwo zwischen Patientenakten, Terminzetteln, Büroklammern, Stiften und Schreibblöcken auf seinem Schreibtisch herumliegen, aber als der Arzt mich bittet, eine flatternde Hand nachzumachen, habe ich die Frageliste schon wieder vergessen.

»Mit rechts?«
Er nickt.
Das geht prima – mit rechts. Worauf mich der Neurologe bittet, auch die andere Hand flattern zu lassen.
Das geht nicht.
Siehst du, denke ich. Es stimmt etwas nicht. Ich bilde es mir nicht ein. Ich stelle mich nicht an.
Ob wir anderthalb Stunden warten möchten, fragt der Neurologe. Dann stünde sein Kollege für eine zweite Meinung zur Verfügung. »Das machen wir immer so. Und er ist der Spezialist auf diesem Gebiet.«
Ich schaue Sandra an. Natürlich warten wir.
Anderthalb Stunden später macht der zweite Neurologe im gleichen kleinen Raum die gleichen scheinbar läppischen Tests.
Zittern mit rechts.
Kein Thema.
Mit links.
Hm, … na ja.
»Und bewegen Sie diese Hand nun auch mal so, als würden Sie eine Birne eindrehen.«
Ich ziehe dabei ein dämliches Gesicht. Siehst du, signalisiere ich Sandra. Siehst du nun, dass ich nicht verrückt bin.
»Was denken Sie selbst«, fragt der erste Neurologe.

∞

Was uns am stärksten bedroht, blenden wir aus. Und gegen alles andere versichern wir uns. Immobilien und Haftpflicht. Reise und Rücktritt. Verkehr und Hausrat. Kasko und Einbruch. Auf mein Leben habe ich mit Sandra eine Police abgeschlossen, die einen Teil unserer Hypothek deckt. An etwas anderes habe ich nie denken wollen. So wie ich in diesen ersten sechs Monaten des Jahres keinen Augenblick lang vermutete, dass mit mir etwas nicht in Ordnung sein könnte, dem mit ein paar Paracetamol, einem weiteren Satz »trockener Nadeln« oder notfalls mit geduldigen Besuchen bei einem Psychologen nicht abzuhelfen wäre.

Als mich mein Hausarzt ohne viel Federlesens zu einem Neurologen überwies, fragte ich nicht, warum er das für nötig hielt. Die Frage – »Was denken Sie selbst?« – kam mir nicht in den Sinn.

Als mich Sandra den Artikel im Internet lesen ließ, erkannte ich augenblicklich die zehn Symptome – einen Schluss zog ich daraus nicht. Schließlich handelte es sich nicht um die medizinische Enzyklopädie, und erst recht nicht um einen Arzt, an dessen Worten nicht zu zweifeln war.

Selbst als die junge Frau auf ihrem Klemmbrett Kreuzchen hinter Fragen machte, aus denen jeder Hypochonder schon längst eine Diagnose konstruiert hätte, selbst als ich meine Hand flattern ließ und diese Birne einzudrehen versuchte, und auch als der zweite Neurologe – »der Spezialist hier« – mich bat, kurz im Sprechzimmer auf und ab zu gehen, vom Schreibtisch zur Tür und zurück, was ich brav und hölzern tat, selbst in diesem allerletzten Moment gestand ich mir das Unvermeidliche nicht ein.

∞

»Was denken Sie selbst?«

Ich schaue Sandra an. Wer sagt es? Du oder ich?

»Wir haben an Parkinson gedacht«, sage ich.

Darauf weise in der Tat alles hin, räumt der Neurologe ein. Er sondiert unsere Reaktion. Was wissen wir schon?

Alles. Nichts.

Von seiner ruhigen, sachlichen Diagnose bleiben die Stichworte hängen. Progressiv. Unheilbar. Und die gute Nachricht: »Sie sterben nicht daran.«

Was steht uns bevor?

»Sie werden es ruhiger angehen müssen.«

Er könne noch keine Prognose stellen, sagt der Arzt. Bei jedem Patienten verlaufe es anders. Mit der richtigen Medikation könne ich noch jahrelang ein normales Leben führen. Zehn Jahre. Zwanzig Jahre, das komme auch vor, sagt er.

Was danach kommt, spricht der Neurologe nicht gleich an. Uns ist schon klar, dass Parkinsonpatienten auf lange Sicht pflegebedürftig werden; Parkinson ist eine invalidisierende Krankheit. Ich muss an den langen Flur mit den Diplomatenkoffern-auf-Füßen und den Pfleger denken, der den älteren Mann, viel älter, als ich selbst bin, in einer Art Golfmobil zum Ausgang fuhr.

»Da stirbst du nicht dran, aber es geht übel aus.«

Fasse ich es schon jetzt, in diesem Gespräch mit den zwei Neurologen, so zusammen oder hebe ich mir diesen holprigen, ironisch gemeinten Einzeiler für die Telefongespräche mit Freunden und Kollegen und mit meinen drei Schwestern auf? Jeder, werde ich im Laufe des Tages merken, kennt jemanden mit Parkinson. »Meine Nachbarin feierte vor Kurzem ihr zwanzigstes Jubiläum und man sieht es ihr fast nicht an.« Niemand hat es selbst.

Der Neurologe will einen Scan von meinem Gehirn erstellen lassen. »Machen wir immer, um auszuschließen, dass etwas anderes vorliegt.«

Es kann also noch schlimmer kommen, denke ich, aber vorläufig sollten wir mal davon ausgehen, dass ich nur Parkinson habe und keinen Tumor.

Der Neurologe kritzelt ein Rezept hin. Tabletten. Morgen damit anfangen. Wenn diese Medikamente wirken, steht wohl fest, dass es Parkinson ist.
Ob ich noch Fragen habe?
»Bleibe ich klar?«
»Was meinen Sie damit?«
»Kann ich weiter lesen, denken und schreiben?«
Meine Frage ist keine Frage, es ist eine Bedingung. Dass ich krank bin, so beschließe ich fast augenblicklich, damit lässt sich zurechtkommen. Zehn Jahre sind lang. Fünfzehn Jahre wären schön. Dann kann ich bis zu meiner Pensionierung weiterarbeiten. Und es ruhiger angehen lassen? Damit hätte ich sowieso schon früher beginnen sollen.
Mit dem Gedanken, dass mir etwas in den Gliedern steckt, kann ich leben, unter einer Bedingung. Es ist so, als würde ich einen Kredit aufnehmen. Eine langfristige Hypothek. Zu einem akzeptablen Zinssatz, wenn auch tilgungsfrei – die Schulden bleiben bis zuletzt bestehen.
Lesen, denken, schreiben.
Meine nachdrückliche Frage muss sich wie die Auflösungsklausel eines Kaufvertrages anhören. Wir können damit zurechtkommen, verehrte Ärzte, es ist nun mal so, wie es ist, das verstehen wir schon, aber würden Sie bitte auch das Kleingedruckte vorlesen?
»Sie werden nicht blind, falls Sie das meinen. Und Sie werden weiterhin klar denken können, aber Ihre Bewegungen werden schleppender.«
Der Neurologe (»Ich verstehe, dass Ihnen das wichtig ist«) wüsste nicht, warum das nicht möglich sein sollte – lesen, denken und schreiben, aber ich will in seiner Stimme mehr Entschiedenheit hören, als er hineingelegt hat. Es ist kein Versprechen, auf das ich mich berufen könnte.

Ob ich Angst bekam, als ich hörte, woran ich erkrankt war, fragte mich später jemand. Eigentlich nicht.
Die skurrile Wirklichkeit sieht so aus, dass ich während des Gesprächs mit den beiden Ärzten schon dabei bin, die Szene zu schreiben. Ich muss sie mir merken. Gerüche, Farben, Dialog, Handlung, Klimax. Dieser sterile schlauchartige Raum. Das gedämpfte Licht. Dass heute der längste Tag des Jahres ist. Für diesen albernen, respektlosen Reflex – passt das Wort »studentisch« denn zu diesem ersten Neurologen, und ist die Aufforderung, die Hand flattern zu lassen, nicht wunderbar? – schäme ich mich.
Hör jetzt mal damit auf, mit diesem zwanghaften Hang, alles in Sprache kleiden zu wollen.
Hör auf zu schreiben.
Lebe.

∞

Es ist der 21. Juni 2011. Ein sonniger und warmer Sommertag, mit Aussicht auf heftige Gewitterschauer im Laufe des Abends. Sandra und ich haben uns in den Garten gesetzt, nebeneinander auf Campingstühle, die wir auf den Rasen gestellt haben, ein Ehepaar mittleren Alters, das Gesicht der Sonne zugewandt, die langsam hinter dem First des Nachbarhauses versinkt.
Wir starren den Schwalben nach.
Als ich an diesem Nachmittag durch die Drehtür des Krankenhauses nach draußen ging, ein wenig schlurfend, um nicht zu stolpern, war ich mir einer Sache sicher: Wenn es überhaupt einen Tag gäbe, um im Heute zu leben, eine Formulierung, die ich bis zu jenem Nachmittag stets als ganzheitlichen Blödsinn vom Tisch gefegt hätte, war es dieser Tag. Bisher hatte ich in

ständiger Eile gelebt und gearbeitet, als ob mir der Tod im Nacken säße. Lange Tage, lange Wochen. Die Zeitung, noch ein Buch, schnell einen Blogpost, in ständiger Unruhe, immer auf der Suche nach einem Kick, nach Bestätigung, nach Applaus. Ich hatte es eilig zu schreiben, eilig besser zu werden, eilig mich zu beeilen.

»Bald kommen die Fledermäuse«, sagt Sandra.

Ich habe Nina angerufen. Daniel haben wir es am Küchentisch erzählt.

»Ich kann damit alt werden.«

Das wollten sie gerne glauben.

Stundenlang bleiben wir sitzen. Langsam zieht sich der Himmel im Westen zu. Ich muss an *Manhattan* denken, an die Szene am Schluss, in der sich Woody Allen fragt, was das Leben lebenswert macht. Seine Antwort handelt, wie könnte es anders sein, von Jazz, Groucho Marx und »Tracy's Face«.

Ich habe es nicht mehr eilig.

Wir bleiben im Garten sitzen, bis das Gewitter hereinbricht.

Pistolenfinger

Wenn Carel redet, redet der Tisch mit. Weil sich alles an ihm bewegt. Arme und Beine, Hände und Füße. Unablässig zupft er an der Haut seines Halses, schlägt die Beine übereinander, verschränkt die Arme vor der Brust, wirft sich gegen den Rand des hölzernen Küchentischs – rums – und lehnt sich wieder zurück. Dann fingert er an seinem Nacken herum. Und verschränkt die Arme vor der Brust, damit es um Gottes willen mal aufhört.

Rums.

Ich schaue Carel an und bin tiefer erschüttert, als mir lieb ist.

Er entschuldigt sich und zieht den Stuhl neben ihm zu sich heran. Dieser Stuhl steht nun nicht mehr direkt am Tisch.

Der Stuhl ist jetzt still.

Dann erzählt er, wie es angefangen hat.

Er sei Sportlehrer, sagt Carel. Bei einer Schulkonferenz, vor sieben Jahren, bemerkt er, dass seine Aufzeichnungen unleserlich werden. Bei jedem Buchstaben nachdenken. Und dennoch dieses merkwürdige Gekritzel. Er geht zu seinem Hausarzt, der an einen Schreibkrampf denkt. Dabei bleibt es. Bis Jolanda, seine Frau, ihn fragt, was denn mit seinem Gang los sei. »Heb doch mal die Füße hoch.« Er schlurfe so.

Er macht einen Termin bei einem Neurologen. Der lässt Carels Blut testen und erstellt einen Hirnscan. Auf dem MRT ist nichts zu sehen. Der Arzt glaubt fast schon, für Carels Beschwerden keine Erklärung finden zu können, als er sich noch einmal diesen seltsamen, schlurfenden Gang genau ansieht, Carels Handgelenke dreht und sagt: »Ich weiß es. Sie haben die Parkinson-Krankheit.«

Himmel noch mal.

Carel ist achtunddreißig. Er hat zwei kleine Söhne, denen er noch Windsurfen beibringen will. Er will mit ihnen durch die elf friesischen Städte radeln. Und im Winter in den Alpen Ski laufen.

Außer seiner engsten Familie, einigen Freunden und dem Direktorium seiner Schule erzählt er zunächst niemandem, was los ist. Bis einige Leute im Dorf anfangen, über ihn zu reden. Darüber, dass er ständig ein langes Gesicht zieht. Dass er so steif und linkisch ist.

Der zehnten Klasse erzählt er es als Erstes: »Leute, setzt euch mal kurz hin.«

Einer von ihnen hat einen Opa, der hat es auch.

»Wie alt ist dein Opa?«, fragt Carel.

Achtzig.

»Tja«, sagt er, »ich bin nicht mal halb so alt.«

∞

Im Frühling 2012 sitze ich bei Carel am Küchentisch. Er weiß, dass ich es auch habe. Das hat ihm das Krankenhaus mitgeteilt.

»Dann wird das wohl konfrontierend sein«, sagt Carel, während er Kaffee verschüttet, und erklärt, dass er todmüde ist, weil er nie stillsitzen kann.

Rums, macht der Tisch.

»Wenn es schlecht läuft«, sage ich, »steht mir dasselbe bevor.«

»Das hier ist deine Zukunft«, sagt Carel.

Das dachte ich schon, als er mir eben in der Tür die Hand schüttelte – ich bin zu Tode erschrocken.
Carel ist dünn und sonnengebräunt. Bürstenhaarschnitt. Ein Kopf wie ein Legionär. Wenn er redet, kann ich ihn manchmal nur halb verstehen. Er verschluckt Worte und nuschelt. Wir tauschen Kriegsgeschichten aus. Wann wir unsere Diagnose erhalten haben. Dass er diesen Tag, den 20. Oktober in jedem Jahr, nun ja … dass er diesen Tag feiert. Wir erzählen uns, wie Schicksalsgefährten, welche Medikamente wir schlucken. »Levodopa«, sage ich, »eine Anfängerdosis«. Und mit welchen ergänzenden Medikamenten wir die Nebenwirkungen unter Kontrolle halten. Schlaflosigkeit, ständiger Harndrang, zwanghaftes Verhalten, Halluzinationen – die Pillen führen offenbar dazu, sage ich, dass man Gerüche sieht und Farben riecht. Ja, wir kennen unsere Beipackzettel.
Carel ist mit den ersten Medikamenten durch, sie können seine Steifheit und Ungeschicklichkeit nicht mehr unterdrücken. Von den Pillen, die er danach schlucken musste, wurde er völlig irre. Auf Auktionswebseiten bot er tausende von Euros für Boote aus zweiter Hand und nachts verbrachte er Stunden im Internet. Jolanda hatte ihn schon fast vor die Tür gesetzt, als ein Pfleger ihnen erklärte, dass Kaufzwang eine bekannte Nebenwirkung sei. Daraufhin verschrieb der Neurologe Carel andere Medikamente, von denen sich schließlich, seit einem Jahr, seine Überbeweglichkeit immer weiter steigerte. Er nahm zehn Kilo ab.
Ohne Pillen kommt Carel kaum in Gang – dann steht er auf »off«. Mit Pillen steht er auf »on«, und zwar wie ein batteriebetriebenes Kaninchen. »Es gibt überhaupt kein Halten mehr. Du musst immer weitermachen. Und hast den Kopf so voll.«

Jolanda hat damit zu leben gelernt. Seine Jungs kennen es nicht anders. Aber der Tag, an dem Carel seine Arbeit voraussichtlich würde aufgeben müssen, rückte näher.
Dann hörte er von dieser Gehirnoperation.
Jolanda war davon ganz und gar nicht begeistert. »Mir wäre es lieber, sie würden dir einen Fuß amputieren, statt in deinem Gehirn herumzufummeln.«

Ich bin bei Carel, weil ich seine Geschichte erzählen will. Seit dem letzten Sommer und seit diesem Abend mit den Schwalben und dem Gewitter bin ich auf der Suche nach Menschen wie Carel. Meistens versuche ich mit Kollegen vom Investigativteam Enthüllungsreportagen zu schreiben. Warum Gasbohrungen die Erde im Norden der Niederlande erbeben lassen. Wie eine *Sweet-Sixteen-Party* in einem ländlichen Villenort zu einer gewaltigen Schlägerei mit den mobilen Einsatzkräften ausartet. Zwischendurch nehme ich mir Zeit für *slow journalism*, für Geschichten, die Wochen, Monate, gegebenenfalls ein Jahr beanspruchen. Carel werde ich ein halbes Jahr lang begleiten.
Dieser Plan entstand, als ich ein paar Monate zuvor über eine dreißig Jahre alte, zum Klassiker avancierte, amerikanische Reportage über eine Hirnoperation stolperte. Die Patientin, der man einen monströsen Tumor entfernt hatte, starb noch auf dem Operationstisch. Kurz darauf las ich im Monatsheft des Patientenverbandes einen kurzen Artikel über *Deep Brain Stimulation*, der mir schlagartig klarmachte, welche Operation ich beschreiben sollte. Bei diesem Eingriff implantiert ein Neurochirurg zwei Elektroden tief ins Innere des Gehirns, während der Patient bei Bewusstsein bleiben muss.
Ich rief das Universitätskrankenhaus an. »Darf ich bei einer Gehirnoperation dabei sein?«

»Wieso das?«, fragte der Pressesprecher.
»Es geht um einen besonderen Eingriff. *Deep Brain Stimulation. DBS.*«
Da müsse er kurz telefonieren. Aber … warum?
»Sie sind auf dem Gebiet der Neuromodulation ziemlich aktiv. Das ist ein besonderer Eingriff, der, wenn ich richtig informiert bin, vor allem bei Parkinson zur Anwendung kommt.«
Im Prinzip sei das Krankenhaus durchaus kooperationsbereit, sagte der Sprecher, unter gewissen Bedingungen natürlich und mit Einverständnis der Spezialisten.
Ich zögerte.
»Was Sie wissen sollten«, sagte ich dann, »ich habe es auch.«

∞

Bevor ich krank wurde und wieder damit begann, für die Zeitung Geschichten zu schreiben, war ich stellvertretender Chefredakteur gewesen. Ich hatte wenig geschrieben, aber alle paar Jahre ein Buch über Journalismus und neue Medien veröffentlicht. Auf meinem Weblog hatte ich mir erste Gedanken über die Konsequenzen der Internettechnologie für mein Fach gemacht.
Warum sinken die Zeitungsauflagen ständig, obwohl Herausgeber und Journalisten steif und fest behaupten, ihre Leser würden nach wie vor lesen? Gibt es eine neue Generation von Medienkonsumenten mit neuen Gewohnheiten, die wir bisher noch kaum verstehen? Wird diese Google-Generation durch das Internet immer dümmer? Ist es wahr, dass Jugendliche nicht mehr dazu fähig sind, Texte eingehend zu lesen, weil sie nur noch Schlagzeilen überfliegen? Und welchen Einfluss hat ihre respektlose Digitalkultur auf die journalistischen Gepflogenheiten? Müssen Zeitungen ihre elektronischen Archive ent-

rümpeln, wenn ein ehemaliger Student anfragt, ob ein irgendwann veröffentlichtes Foto von einem üblen Saufgelage denn nicht endlich einmal gelöscht werden könne? Hat er ein Recht darauf, vergessen zu werden? Oder halten wir das digitale Gedächtnis in Schuss?

Es muss in den Monaten gewesen sein, in denen ich zu stolpern begann und noch keine Ahnung hatte, woher das kam, in den Wochen nach dem Venedig-Wochenende mit Daniel. Ich saß an einem neuen Buch. *Breaking news* sollte es heißen, denn das Nachrichtensystem, oder zumindest das ökonomische Modell, das die Presse am Leben hielt, waren zu Bruch gegangen. Ich hatte hunderte von Seiten auf Papier. Doch im Laufe des Herbstes glitt mir das Buch aus den Händen, wie ein Stück Seife in der Badewanne. Ich strich eine Passage nach der anderen. Bei manchen Kapiteln war mir nicht einmal mehr klar, warum ich je damit begonnen hatte. Letztendlich blieben mir nicht mehr als knapp hundert Thesen, eine groteske Sammlung scharfzüngiger Bemerkungen und loser Fäden, die selbst für einen Blogpost – und erst recht für ein Buch – noch zu wenig Zusammenhang boten.

An einem Abend in der ersten Juniwoche 2011 besprach ich mit meinen beiden Kollegen in der Chefredaktion die Konsequenzen dieser Krise für unsere Zeitung. Wieder einmal waren wir gezwungen, die Redaktionen zu verkleinern. Dutzende von Kollegen würden gehen müssen. Bei dieser Reorganisation – ein Euphemismus für kollektive Entlassungen, ebenso wie der Begriff »sich verabschieden« für »auf die Straße setzen« – konnten wir uns selbst nicht aus der Schusslinie nehmen. Wir beschlossen, dass einer von uns dreien gehen musste. Ich zog den Kürzeren.

Gleich nachdem diese Entscheidung gefallen war, dachte ich daran, die Abfindung anzunehmen und nach etwas Neuem

Ausschau zu halten. Rastlos durch den Garten tigernd, vom Apfelbaum zur Terrasse und von der Totholzhecke unter den hohen Nadelbäumen zurück in den Schatten beim Gartenhaus, telefonierte ich mit befreundeten Ex-Kollegen und dem Headhunter, der vor acht Jahren an mich herangetreten war. Es gab Optionen. Mindestens zwei Regionalzeitungen suchten einen neuen Chefredakteur, am besten einen, der kapierte, was es mit diesem schrecklichen Internet auf sich hatte. Über Journalismus und digitale Kultur hatte ich drei Bücher geschrieben; nicht dass ich das neue Medium bis in alle seine Finessen ausgelotet hätte, aber ich hatte mir weiß Gott Gedanken darüber gemacht. Und mit etwas Chuzpe und Schaumschlägerei könnte ich meinen Lebensunterhalt auch als selbstständiger Berater verdienen.

Zehn Tage darauf litt ich an Parkinson.

»Ihre Karriere können Sie von nun an vergessen«, sagte der Neurologe. Was die kurzfristige Perspektive anging, waren seine Aussagen glasklar. Niemand würde mich mehr einstellen. Zwei Tage später nahm ich das Alternativangebot meiner Zeitung, eine Stelle im Investigativ-Ressort, an. Ich würde wieder schreiben.

In derselben Woche hörte ich auf zu bloggen.

Für Blogposts zur Digitalkultur, für Kommentare über journalistische Ethik oder ein weiteres Buch über die ungewisse Zukunft der Zeitung hatte ich keine Energie mehr. Ich würde es von nun an langsamer angehen lassen. Diese Zukunft konnte auch ohne mich stattfinden.

Dass ich es nicht mehr eilig hatte, war ein Beschluss, ähnlich dem, die Mitgliedschaft in einer politischen Partei oder eine lebenslange Freundschaft zu einem Jugendfreund, der eine ebenso unbegreifliche wie unerträgliche Entscheidung getroffen hatte, aufzukündigen.

∞

An einem Freitag, an dem ich wieder an Carels Küchentisch sitze, erzähle ich ihm, wie ich an diesem Morgen bei der Zeitung über den linken Fuß einer Praktikantin gestolpert bin. Ein hübsches Mädchen, blond, wahrscheinlich mit eisblauen Augen. Sie hielt mir die Tür auf, trat etwas beiseite, und trotzdem bin ich ihr auf die Zehen getreten.

»Tschuldigung«, sagte sie.

»Und dann steht da noch dieser feuerwehrrote Betonpfeiler im Redaktionssaal, an dem ich mir ständig die Schulter stoße«, sage ich zu Carel.

»Das tue ich auch«, lacht er, »die rechte.«

Mir klappt die Kinnlade herunter.

»Und du also die linke.«

»Ja, immer die linke. Wenn ich durch den Saal gehe und bei der Sportredaktion an diesem Pfeiler vorbei muss, um zu meinem Büro zu kommen.«

Carel lächelt.

»Dieser rote Pfeiler steht schon seit zwanzig Jahren da«, sage ich. »Der Durchgang daneben ist mehrere Meter breit.«

»Und du rammst ihn trotzdem.«

Dieses Vorbeischrammen ist mir neu. Ich hatte davon gehört, aber mir war noch nicht klar, dass ich ein Problem damit hatte. Doch diese Säule steht mir schon ein paar Monate im Weg. Jeder konnte schon sehen, wie ich dagegen laufe, ich selbst habe es als Letzter bemerkt. Diese lächerlichen Kollisionen schleichen sich ein wie die Launenhaftigkeit im Alter. Man selbst kriegt es kaum mit. Es sind immer die anderen, die sehen, wie man abbaut, dass die Haut an der Hand faltig und man selbst grantig oder gerade milder wird. Wir glauben, wir würden uns nicht verändern, bis wir über die Realität stolpern.

Auf einer Seite, dort, wo die Parkinson-Krankheit eingesetzt hat, stimmt etwas mit dem Gleichgewicht nicht so ganz, erklärt Carel. Bei ihm trat das zuerst nur rechts auf. »Bei dir ist sonst noch nichts zu sehen.«
Ich strecke meinen linken Arm in seine Richtung aus.
»Dieser Zeigefinger steht den lieben langen Tag verkrampft hoch.«
Carel grinst wieder. »Das nennen sie einen Pistolenfinger.«
»Das wusste ich nicht.«
»Du kannst noch von Glück sagen, dass es nicht dein Mittelfinger ist.«

Bei mir ist es noch nicht so schlimm, wie ich erwartet hatte, gestehe ich Carel ein, als wir unsere Krankengeschichten austauschen.
Am Tag nach meiner Diagnose nahm ich meine erste Levodopa. Eine gelbe längliche Tablette: 62,5 Milligramm Wirkstoff. Die folgenden 24 Stunden fühlte ich mich etwas schlapp. Wenn die Nebenwirkungen dieser Medikamente sich darauf beschränkten, war es gut auszuhalten, sie sind nicht so stark wie ein Kater nach einer durchzechten Nacht. Damit hörte ich übrigens auch auf. Monatelang trank ich keinen Tropfen mehr. Ich suchte Halt, wie ein Mann, der morgens schlaftrunken die Treppe in seiner Wohnung hinabsteigt und weiß, dass der Tag kommen wird, an dem sein linkes Bein unter ihm wegklappt und er Stufe um Stufe nach unten poltert.
»Solange ich mir bloß nicht zu viel auf einmal breche«, sage ich zu Carel.
Nach nicht mal zwei Wochen stand ich wieder auf dem Squashcourt. Unglaublich fit. Zum ersten Mal seit Monaten. Plötzlich begriff ich auch, warum ich mir so oft mit meinem Schläger

gegen die linke Hand geschlagen hatte. Die Hand war mir im Weg, weil mein Arm nicht mitschwang.
Die Medikamente könnten sein vorläufiges Urteil bestätigen, hatte der Neurologe gesagt. Reagierte ich gut auf Levodopa, stände fest, dass ich Parkinson hätte. Es gab überhaupt keinen Raum für Zweifel, erzählte ich Carel – und verschwieg den Rest.
Nach Auffassung meines Neurologen war es so gut wie ausgeschlossen, dass mein Parkinson Parkinsonismus war. Dies sind verschiedene neurodegenerative Krankheiten, deren Symptome – Steifheit, Trägheit, Ungeschicklichkeit, Sprechschwierigkeiten und eine unleserliche Handschrift – so verdächtig denen der Parkinson-Krankheit gleichen, dass mitunter die falsche Diagnose gestellt wird.
Davon hörte ich zum ersten Mal, als ich Leon anrief, einen Journalistenkollegen, der sich wie ich jahrelang mit der ungewissen Zukunft unseres Fachs befasst hatte. Wir hatten uns zuletzt bei einem seiner Trainings für Journalisten getroffen. Er sprach schleppend, war nicht mehr so smart und schlagfertig, wie ich ihn in Erinnerung hatte, und manches fiel ihm schwer. Leon schien plötzlich gealtert zu sein, als hätte er einen leichten Schlaganfall gehabt. Später hörte ich, er leide an Parkinson.
Einige Tage nach meiner Diagnose rief ich Leon wieder an.
Er war kaum noch zu verstehen. Nein, sagte er, das sei kein Parkinson, sondern Parkinsonismus. »Wenn es mal Parkinson wäre … ich leide an Multisystematrophie. MSA also. Und daran stirbt man sehr wohl.«
Verdammt.
Er habe noch ein paar Jahre, sagte Leon.
Wir sollten uns mal wieder treffen, um wie früher endlos über die Zukunft der Zeitung zu reden, schlug ich vor. Leon hatte zu

diesem Thema ein Standardwerk geschrieben, das ebenso hochgelobt wie verrissen worden war, und schuftete schon seit Jahren für seine Doktorarbeit.
Ich besuchte ihn zu Hause, in einem von Wald umgebenen Dorf, im Osten des Landes. Er konnte kaum sprechen, er tat sein Bestes, seine kurzen Sätze auf seine Atmung abzustimmen, wie ein Logopäde es ihm beigebracht hatte. Gehen konnte er schon nicht mehr. Aber Rad fahren. Und daher »spazierten« wir ein Stündchen durch den Wald hinter seiner Wohnung, ich, zu schnell ermüdet, Leon auf einem Dreirad, vergnügt vor mir her.
Ein Jahr darauf legte er seine Doktorarbeit vor. Die Verteidigung seiner Promotion überließ er zwei Freunden, die vortrugen, wozu er selbst nicht mehr imstande war. Er hörte ihnen mit einem unvergesslichen Lächeln zu.
Ein weiteres Jahr darauf starb Leon.

Zwischen uns auf Carels Küchentisch liegt der Digitalrecorder, den ich wenige Wochen vor unserem ersten Gespräch angeschafft habe. Lange nicht mehr gebraucht, so ein Gerät. Jetzt geht es nicht mehr ohne.
»Meine Handschrift verschwindet«, sage ich.
Carel versteht mich sofort. Diese winzige Schrift. Mikrographie wird sie genannt. Er hat sie auch.
Alles wird unlesbar. Meine Aufzeichnungen in einem Moleskine-Büchlein. Ein Einkaufszettel für den Supermarkt. Die Telefonnummer eines Informanten, den ich zurückrufen soll. Randglossen in einem Textausdruck. Die einzelnen Zeichen krümmen sich, ein Buchstabe geht in den nächsten über, das »p« verliert seine Unterlänge und von einer Textzeile bleibt schließlich nichts mehr als eine fiebrige, bedeutungslose Linie. Geheimsprache. Morsezeichen.

Dieses Gemurkse mit der eigenen Handschrift ist oft ein erstes Parkinsonsymptom. Ebenso wie Carel dachte ich zunächst, mein Tennisarm würde mir zu schaffen machen. Immer mit der Ruhe, ermahnte ich mich. Konzentrier dich. Aber was ich auch versuchte, wie viel Zeit ich mir auch nahm, immer wieder zeigte sich, dass ich unleserlicher schrieb, als ich dachte.
Dieser Selbstbetrug ist am beunruhigendsten. Zugleich ist es lächerlich. Mein Verstand sagt mir, dass ich noch normal schreiben kann – warum sollte das nicht mehr gehen? – doch mein Gehirn diktiert etwas anderes. Grobe Blockbuchstaben, einzeln kalligrafiert, gelingen mir noch. Sobald ich von einem Gespräch Aufzeichnungen mache, Zitate während eines Interviews mitschreibe, zeigt sich, wie sehr ich mir selbst etwas vormache.
Über diesen Zaubertrick der Krankheit, alles verschwinden zu lassen, sage ich zu Carel, bin ich immer wieder verblüfft. Er erinnert mich an mein Gedächtnis, das genauso bockig und widerspenstig ist. Schon seit Jahren mache ich Witze darüber, was ich alles vergesse.
Meine eigene Telefonnummer.
Die sieben Zahlen meiner Kontonummer.
Das Jahr, in dem meine Mutter starb.
Den Plot einer Geschichte.
Ich merke, dass Carel denkt, ich übertreibe. Und gestehe ihm, dass ich sogar den Namen des Neurochirurgen vergessen habe, der ihm heute mitgeteilt hat, wann sie sein Gehirn operieren werden.
Carel nennt den Namen noch einmal.

∞

An diesem Küchentisch endeten meine Flitterwochen, die erste euphorische Zeit nach der Diagnose. In der man endlich weiß, was los ist. Warum man sich schon seit Monaten abquält und einem jeder Tag zu lang vorkommt. Warum man seine Sätze manchmal nicht zu Ende bringt und einem alles aus den Händen fällt. Die Medikamente vertreiben die Depression – das ist das Erste: die schlechte Laune, die Verdrießlichkeit, der Frust, die Kraftlosigkeit; der Trübsinn, den man selbst nicht wahrnimmt, die Menschen, mit denen man zusammenlebt, dafür umso mehr.

Reizbar, kurz angebunden, zu allem zu müde.

Durch die Medikamente geht es einem besser. Man zittert nicht mehr, zieht sein Bein nicht mehr nach, schläft besser und kann wieder arbeiten. Erst später erkennt man die wahre Natur der Parkinson-Krankheit: einen Schritt vor, zwei zurück. Das Einzige, was an Parkinson progressiv ist, ist die Erkrankung selbst. Man selbst macht nur Rückschritte.

In den ersten Monaten war ich ein Übungspatient. Ich kaufte noch zuversichtlich eine Hose mit Knöpfen, weil diese Hose, weil jede Hose doch wohl schneller verschleißen würde als ich selbst.

Heute, im Frühjahr 2012, ein Dreivierteljahr nach meiner Diagnose, bin ich kein Übungspatient mehr.

Das ist nicht schlimm. Es ist so, wie es ist. Als ich zum ersten Mal das Krankenhaus verließ, beschloss ich, nach der Maxime eines ehemaligen Kollegen vorzugehen, dass unlösbare Probleme keine Probleme sind: Man kann eh nichts an ihnen ändern. Thema abgehakt. Ich war nach wie vor ein unverbesserlicher Dreißiger. Immer in Eile, immer etwas unter Beweis stellen. Nie war ich vierzig geworden und erst recht nicht fünfzig. Vielleicht bin ich in die letzte Phase meines Lebens ziemlich unbeholfen hineingetaumelt, doch diese Midlife-Crisis, mit der sich andere Männer so schwertun, dieses ganze Pandämonium immer neuer Leidenschaften – das Motorrad und das Barbecue, die Leica und der Sushi Club – ist glatt an mir vorbeigegangen. Mich beschäftigen andere Dinge. Wird das instabile Gesundheitssystem mir in naher Zukunft noch den Rollator erstatten? Welche Vor- und Nachteile hat die tiefe Hirnstimulation? Ist diese Spracherkennungssoftware vielleicht was für mich? Wie hoch wären die Leasingkosten für einen Rollstuhl mit einer elektrisch wegschwenkbaren Kinnsteuerung?

Das euphorische Gefühl verschwindet also, und zwar, genau wie Verliebtheit, schneller als gedacht. Und dann sehe ich eines Nachts, eher wach als schlafend, einen Schwarm silberner Schwalben über meinem Bett. Sie sind klein und leise, wie flatternde Silberpapierfetzen. Ich versuche, sie aus meinen Gedanken zu verscheuchen. Ein böser Traum – nicht mehr.

Unter der Dachschräge meines Schlafzimmers ziehen sie weiter ihre Runden – bis ich Sandra wecke.

Sie bemerkt meine Verwirrung und bleibt erstaunlich ruhig.

»Bist du sicher, dass du nicht geträumt hast?«

»Ich war hellwach«, sage ich, halb sicher, halb zweifelnd.

»Und du sahst …?«

»Schwalben.«

»Das sind dann die ersten«, sagt sie, als wollte ich den Sommer ankündigen, aber gelassen genug, um mich zu beruhigen.

Als ich an diesem Abend nach meinem Besuch bei Carel das aufgezeichnete Gespräch in meinen Laptop tippe, muss ich lachen. Ich gehöre zu jener unseligen Journalistengeneration, die sich selbst – mit einem Fläschchen Tipp-Ex in Reichweite – das Tippen beigebracht hat, auf einer dieser altmodischen mechanischen Reiseschreibmaschinen, einer Olivetti vielleicht,

mit zwei Zeigefingern, wobei an guten Tagen manchmal ein Daumen mit im Spiel war.
Irgendwann im letzten Jahr hat ein Zeigefinger seinen Dienst quittiert. Der linke natürlich. Der Pistolenfinger, der den ganzen Tag über ein wenig arrogant nach oben zeigt, wie der Finger eines Parvenüs.
Ohne dass ich es bemerkt hätte, habe ich diesen Finger ersetzt. Keine Ahnung, wann das begonnen hat, aber es hat sich schon so eingespielt, dass ich mir nicht mehr vorstellen kann, dass es je anders war.
Ich tippe Carels Worte mit einem Zeigefinger rechts und einem Mittelfinger links.

Dieses intensive Schauen

Der Zugschauer reckt den Kopf leicht nach vorne, sein weiches Kinn ein wenig nach oben, den bleichen Hals gestreckt, als horche er angestrengt auf die Gleise. In seiner Fantasie sind auf dem ländlichen Bahnhof wohl eine Menge Leute versammelt, eine Horde, die sich schon bald vor den Türen des Sprinters drängen wird. Er beugt sich, fast taumelnd, noch etwas weiter über die rostbraun verfärbte Bahnsteinkante. Rastlos späht er auf das Gleis, die endlose, gerade Böschung entlang.
Bewegt schaue ich, wie er schaut.
Es ist fünf vor neun.
Bisher habe ich ihn noch nie auf dem Bahnhof gesehen. Am Gleisübergang, hundert Meter weiter, allerdings schon. Dort bezieht er fast täglich Posten. Ein Mann von etwa dreißig, vielleicht vierzig Jahren. Mit einem rosigen Gesicht, einer altmodischen Brille, einem kindlichen Haarschnitt. Obwohl es Anfang Juni und noch längst nicht Sommer ist, trägt er ein kurzärmliges Hemd über einer weit nach oben gezogenen Hose. Er läuft in federnden schwarzen Turnschuhen mit überlangen weißen Schnürsenkeln herum. Um seine Taille spannt sich ein dunkler Gürtel; dieser Gürtel lässt ihn leicht pummelig wirken, so wie kleine Jungs manchmal pummelig sein können.
Plötzlich schaut er sich erschrocken um. Hat er etwas gehört? Passiert nun etwas, womit er nicht gerechnet hat? Dass der Bahnhofskater an seinen Füßen vorbeihuschte, hat er nicht

gesehen, dieser wohlgenährte schwarze Kater mit seinem theatralischen Verhalten, der seit einigen Wochen, jeden Morgen und Abend, zum Betteln auf den Bahnsteig kommt, mal auf der einen, mal auf der anderen Seite der Gleise.
Lautlos springt der Kater von der Kante des Bahnsteigs Eins auf die Gleise – schon einen Atemzug später leckt er sich auf dem gegenüberliegenden Bahnsteig den Staub von den Pfoten.
Der Zugschauer späht wieder die Gleise entlang. Jeden Moment muss der Sprinter einfahren. Es ist zwei Minuten vor neun.
Am Fahrkartenautomat küsst sich ein älteres Paar zum Abschied. Der Mann hält einen schwarzen Samsonite-Rollkoffer mit einer Hand in Balance. Die Frau hat eine Gratiszeitung unter den Arm geklemmt.
Der Zugschauer scheint das Paar nicht zu bemerken.
Ich weiß nicht, wer er ist. Keine Ahnung, wo er in unserem Dorf wohnt. Fast täglich sehe ich ihn auf seinem angestammten Platz am Übergang, immer auf derselben Straßenseite, auf seiner Seite der Gleise. Er steht da und wartet, er schaut und schaut. Nie sehe ich ihn wie einen Flugzeugbeobachter Notizen machen. Nie überquert er die Gleise. Aber heute, als er in der Frühlingssonne über den Bahnsteig tigert, bemerke ich, dass er am rechten Arm einen schneeweißen Verband trägt und seine linke Hand heftig zittert. Das ist mir früher nie aufgefallen, doch die Symptome, den Tremor, die vorgebeugte Haltung, das ausdruckslose Maskengesicht, glaube ich zu kennen. Ob der Druckverband etwa eine Brandwunde bedeckt? Von einem heißen Tee vielleicht, den er heute Morgen verschüttet hat? Bekommen Autisten auch Parkinson? Und warum brauche ich immer wieder andere Menschen, um mir selbst zu erklären, wer ich geworden bin, was Verfall, Entwürdigung, Erdulden und Scham mit mir anstellen.

Auf eine Karteikarte kritzele ich eine Notiz. Ich notiere Datum und Ort und einige Stichworte: Zugschauer, Druckverband, kann eine Katze einem so ein Theater vorspielen? Wenn ich es aufschreibe, verschwindet es nicht. Dann werde ich auch nicht vergessen, dass ich das kleine rotlederne Futteral, in dem ich diese Karteikarten aufbewahre, in die Innentasche meines Jacketts nestele, und dass mir das nur mit Mühe gelingt, ja, dass es mir beinah gar nicht gelingt.

∞

Als ich eine Woche darauf durch den langen Flur zur Hirnambulanz gehe, haben Bulldozer den Garten im Innenhof umgegraben und die Beetumrandungen aus wetterfestem Baustahl zu einem unentwirrbaren Mikado zusammengeschoben. Dieser Tag ist fast der längste im Jahr. Zwölf Monate nach meiner Diagnose muss ich, häufiger, als mir lieb ist, an Carel und sein mich schier wahnsinnig machendes Herumgefingere denken.
»Wie geht es Ihnen?«, fragt mich mein Neurologe, sobald ich in seinem Zimmer, dem schlauchartigen Raum mit dem gedämpften Licht, Platz genommen habe.
»Was denken Sie selbst?«, sage ich.
Etwas verdutzt schaut er mich an.
»Ich meine: Wie sicher sind Sie sich mit meiner Diagnose, heute, nachdem wir ein Jahr hinter uns haben?«
Sein Gesicht hellt sich auf. Das muss auf gute Nachrichten hindeuten. »Ich kann nun wohl mit Sicherheit behaupten, dass Sie an Parkinson leiden.«
Ich fasse es nicht. War das vor einem Jahr dann also nur ein Schuss ins Blaue?
Er bemerkt meine Verwirrung. Von Anfang an, sagt er, seien die Symptome schon recht eindeutig gewesen. Außerdem seien

sie verschwunden, als ich anfing, Levodopa zu nehmen. Er erinnert mich daran, dass auf dem Scan, den wir vor einem Jahr erstellen ließen, weder ein Tumor noch eine Verfärbung erkennbar waren, die auf Parkinsonismus hätte hinweisen können.

Nicht dass ich mir darüber viele Sorgen gemacht hätte, aber der Arzt kann mir gar nicht oft genug versichern, dass ich nicht an Parkinsonismus, also auch nicht an MSA wie Leon leide. Wenn es nicht im ersten Jahr nach der Diagnose auftritt, hatte ich irgendwo gelesen, kann Parkinsonismus ausgeschlossen werden.

»Aber absolute Gewissheit«, sagt mein Neurologe ohne eine Spur von Ironie, »lässt sich erst mit einer Biopsie im Labor erreichen.«

Dafür scheint es mir doch etwas zu früh zu sein.

»Ich gehe davon aus, dass Sie einfach an Parkinson leiden.«

Wie würde es weitergehen, bohre ich nach.

Darüber könne er nichts sagen. »Jeder Verlauf ist anders.«

Er ist noch genauso vorsichtig wie bei der ersten Konsultation, als er mir in klaren Worten darlegte, dass Parkinson progressiv und unheilbar sei. Mit keinem Wort erwähnte er wissenschaftliche Studien zu möglichen Ursachen der Krankheit.

»Lesen Sie nicht gleich alles, was Sie finden können«, hatte er mir geraten. Das würde mich nur deprimieren. Das habe Zeit.

Ich verstand seine Zurückhaltung. Ich sollte mich an den Gedanken gewöhnen, krank zu sein und nicht wieder gesund, sondern kränker zu werden. Was hätte er mir denn sonst auch sagen können? Für die Parkinsonforschung werden Millionen aufgewendet, doch mehr als Vermutungen über die Ursachen – eine genetische Veranlagung, eine Vergiftung durch landwirtschaftliche Pestizide – hat sie nicht erbracht. Die Ärzte

gehen nicht davon aus, Parkinsonpatienten in nächster Zeit heilen zu können, jedenfalls nicht rechtzeitig für mich.
Für ihn, meinen Neurologen, gab es nichts zu berichten. Wie progressiv die Krankheit bei mir verlaufen würde, konnte er mir auch nicht sagen. Jeder Patient sei anders, wiederholte er noch einmal. Deshalb wollte er mir nichts darüber erzählen, was mir möglicherweise – meinetwegen auch im Regelfall – bevorstand.

Ich lese alles, alles, was ich finden kann. Publikationen in wissenschaftlichen Zeitschriften, die ich nur halb verstehe, Artikel über Stammzellentherapie in der *New York Times*, ein Interview mit einem Mann, der noch einen Marathon laufen konnte. Vor allem auf amerikanischen Websites stoße ich auf Statistiken. Ich begreife durchaus, dass diese großen Zahlen nichts über mich aussagen, aber seit den Gesprächen mit Carel ist mein Blick unwillkürlich stärker in die Zukunft gerichtet. Wenn es sich hier nicht um Metaanalysen, sondern um Tarotkarten einer Wahrsagerin auf dem Jahrmarkt gehandelt hätte, hätte ich der Versuchung ebenso wenig widerstehen können.
Ein durchschnittlicher Parkinsonpatient, lese ich, hat ein fünfzigprozentiges Risiko, nach fünf Jahren schwerwiegende motorische Probleme zu bekommen, gibt nach acht Jahren seine Arbeit auf und leidet nach zehn Jahren unter Schlafstörungen, Stimmungsschwankungen und kognitiven Beeinträchtigungen.
Letzteres, so stelle ich mir vor, bedeutet wahrscheinlich, dass das Gehirn allmählich Aussetzer hat, aber vermutlich nicht unbedingt in einem solchen Maße, dass Lesen, Denken und Schreiben nicht mehr möglich sind.

Mein Neurologe versteht mein Drängen völlig. Jeder Parkinsonpatient ist anders, bis auf diesen einen Punkt: Alle wollen wissen, wie es weitergeht.

∞

Carel war achtunddreißig und viel zu jung. Der Auffassung war er selbst auch. Er hätte nie gedacht, dass ihn so etwas treffen könnte. Als er seine Diagnose erhielt, ging er noch davon aus, dass Parkinson, ebenso wie Demenz, Starerkrankungen oder Osteoporose, eine Krankheit bei alten Menschen sei.
Was hätte er auch über Parkinson wissen können?
Jeder vierhundertste Niederländer ist davon betroffen. Das sieht man nicht, es sei denn, man weiß, wo man hinsehen und worauf man achten muss. Eine gewisse Steifheit im Rumpf, ein leichtes Zittern, ein Schlurfen, als stünde man in fortgeschrittenem Alter zum ersten Mal auf einem vereisten Kanal und schiebe einen Küchenstuhl als Rollator vor sich her. Solange sie ihre Einkäufe im Supermarkt um die Ecke noch selbst erledigen, solange sie im Lokal des Fußballvereins noch Karten spielen, sind Parkinsonpatienten kaum von gesunden Alten zu unterscheiden. Wenn die Symptome manifest werden und die Erstarrung den Sieg davonträgt, verschwinden die Patienten selbst von der Bildfläche. Sie haben ihre Karriere aufgegeben, kommen nicht mehr aus ihren Wohnungen oder verschwinden in der Tagespflege.
Carel war zu jung, um an Parkinson zu erkranken. Aber wann ist man dazu alt genug?
Jeder zehnte Patient erhält seine Diagnose, bevor er vierzig ist. Die relativ jungen Patienten bezeichnet man mit einem Akronym für *young onset parkinsonians* als *Yoppers.* Der Begriff *Yopper* klingt fröhlich, wie etwas zwischen Yuppie und Top-

Typ, aber hinter dem Wort verbirgt sich eine bittere Realität junger Menschen, die jahrelang, aus Scham oder aus Angst, ihre Arbeit und ihr Einkommen zu verlieren, verschweigen, dass sie krank sind.

Die meisten Parkinsonpatienten sind zwischen fünfzig und sechzig, wenn sie im Sprechzimmer eines Neurologen erfahren, was ihnen fehlt. Am 21. Juni 2011 war ich einundfünfzig. Gerade alt genug.

Oft habe ich mich gefragt, welchen Sinn das haben könnte. In einem Alter, in dem andere Männer sich eine Geliebte zulegen, habe ich einen Neurologen, der über meinen Krankheitsverlauf so spricht, als ob es sich dabei um die ebenso unberechenbare wie unsichere Forschung über Elementarteilchen handelte. Was sagt mein »typisches« Erkrankungsalter über diesen Krankheitsverlauf und darüber, was mir noch bevorsteht, aus? Ist es von irgendwelcher Bedeutung, dass ich mich auf der Wahrscheinlichkeitsskala irgendwo in der Mitte befinde? Ich weiß, wie die durchschnittliche Perspektive aussieht, aber hält sich die Parkinsonerkrankung auch in meinem Fall an diesen Mittelwert? Lässt sich die Progression vorhersehen, das Tempo, in dem ich ungeschickter, steifer und langsamer werde und mehr Medikamente einnehmen muss, bis ich beim Hoseanziehen, beim Hemdknöpfen und beim Zumachen des Reißverschlusses meiner Regenjacke Hilfe brauche?

Kann die Statistik mir etwas über den Rest meines Lebens sagen?

Und wenn ja, was?

Ein Mensch hat hundert Milliarden Nervenzellen. Oder sechsundachtzig Milliarden, wie eine brasilianische Forscherin in einer wissenschaftlichen Zeitschrift behauptete, nachdem sie den Inhalt eines Schädels in einen Mixer geschmissen und erneut gezählt hatte. Auf jeden Fall sind es genug, um damit zu denken, und zu viele, um sich darunter etwas vorstellen zu können.

Diese Nervenzellen, manchmal auch Neuronen genannt, übermitteln einander Signale über Synapsen, Ausläufer, die wie Rüssel oder Tentakeln aussehen. Diese Signale lassen sich elektrisch ebenso messen wie der Strom in einer Glühbirne. Doch meistens werden die Impulse mittels chemischer Substanzen, sogenannter Neurotransmitter, übertragen.

Von diesen habe ich zu wenig.

»Ich nehme das ein, was mir fehlt«, sage ich manchmal, wie ein Radrennfahrer, der sein Doping beschönigt.

Dopamin wird in der Substantia nigra produziert, deren Name mich an die Pasta nera in Venedig erinnert. Eigentlich sind das zwei zehn Zentimeter tief im Gehirn liegende »schwarze Kerne«, so groß wie Kaffeebohnen, die nicht wirklich schwarz, aber doch etwas stärker pigmentiert sind als andere, graue Gehirnzellen. Diese Kerne sterben ab. Das klingt übler, als es ist. Bis wir erwachsen sind, wächst unser Gehirn. Sobald es ausgewachsen ist, beginnt es abzusterben. Es ist wie bei einem Puzzle: Wenn das letzte Stückchen passt, kann man es nur noch auseinandernehmen.

Dieses Absterben von Hirnzellen ist keine Katastrophe. Solange mindestens noch ein Drittel funktioniert, merkt man nichts davon. Gesunde Menschen werden davon nicht krank: Bei ihnen verringert sich die Substantia nigra alle zehn Jahre um drei Prozent; auch in hohem Alter bleibt ihnen also noch mehr als genug. Bei mir geht es schneller. Wie schnell? Mein Neurologe weiß es nicht. Er weiß nur, dass es bei jedem Patienten anders verläuft. Das erklärt, warum der eine mit achtunddreißig an Parkinson erkrankt und der andere mit dreiundachtzig.

Zittern, Steifheit, Stolpern.

Maskengesicht, Speichelfluss.
Und ständig pinkeln müssen.

∞

Eines Abends gehe ich mit einigen Kollegen in eine Kneipe, schräg gegenüber dem Jugendstilgebäude, in dem der Vorgänger unserer Zeitung vor gut einem Jahrhundert zum ersten Mal in Druck gegangen war. Und dort läuft es ab wie immer: In zügigem Tempo wird ein Bierglas nach dem anderen geleert und über den Beruf gequatscht, über Geschichten, die wir schreiben wollen, und darüber, wie wir sie angehen würden. Warum der Leser nach einer Reportage über die Geburtsabteilung in einem Krankenhaus auch wissen muss, wie Babykacke riecht – »alle Sinne müssen beteiligt sein«, fordere ich von einem Kollegen, der eine Woche auf der Entbindungsstation hospitieren und bei mehr als einer Geburt, darunter sogar ein Kaiserschnitt, dabei sein kann – und zu meiner Freude bei dieser Gelegenheit Worte für den Geruch einer vollen Windel finden wird.

Wie es mir denn gehe, will er wissen.

»Es geht«, sage ich.

Und dann erzähle ich ihm, dass Sandra mich letzte Woche geweckt hat, als ich im Schlaf geschrien habe. »Als ob dir etwas Schlimmes passiert sei«, sagte sie. Ich weiß nichts mehr davon. Aber diese Woche fuhr ich brüllend und wild um mich schlagend aus einem Traum auf, den ich nicht vergessen habe. Mir steht zwar nicht mehr jedes Detail vor Augen, ich weiß nicht mehr, wo ich mich befand, aber ich weiß noch, dass mir etwas auf den Fersen war. Einen Tag lang war ich völlig verwirrt. Wie man manchmal von einem überwältigenden Film, einer *amour*

fou oder schon von der geträumten Erinnerung an eine Verliebtheit aufgewühlt sein kann.
»Mach weiter«, sagt mein Kollege. »Die Geschichte wird besser, je schlechter es dir geht.«
»Ich tue, was ich kann. Ich schreibe es auf. Das lohnt sich offenbar manchmal. An guten Tagen funktioniert eine Szene. Gelingt ein Dialog. Tanzen die Metaphern durch die Zeilen. Doch ein andermal zieht es mir den Boden unter den Füßen weg. Verhasple ich mich bei den Wörtern. Dann schreibe ich ›auf den Beinen sehn‹, wo ›auf den Beinen sein‹ stehen müsste. Ich lese ›fies‹ statt ›lies‹. Und ›es friert Stein und Wein‹.«
»Was auch seinen Charme hat«, sagt er.
»Oder ich schreibe hartnäckig ›Pfarrersattel‹.«
»Wie bitte?«
»Das sind meine strenggläubigen Wurzeln. Die lassen einen nicht so schnell wieder los.«
Dann bestellen wir noch zwei große Gläser. So ein Abend ist das, ein Abend mit jeder Menge Bier.
Als ich zurück zum Bahnhof eile, um den letzten Zug zu erwischen, nimmt der Druck auf meine Blase schon wieder zu. Die öffentlichen Toiletten sind geschlossen. Nur im Zug gibt es ein WC. Ich schließe mich dort ein, will warten, bis der Zug losfährt. Der Sprinter steht noch. Ich zögere. Ich zögere so lange, bis es mir nicht mehr gelingt, mit meiner ungeschickten linken Hand meinen Hosenschlitz zu öffnen. Ich verliere, wie man sagt, ein wenig Urin. Und als ich mehr Druck auf meinen Bauch ausübe, um die längst noch nicht zerschlissenen Knöpfe aufzunesteln, gibt es kein Halten mehr.
Es läuft in meine Hose, in meine Schuhe und auf den Boden.
Ich putze die Bescherung mit Toilettenpapier auf.
Danach blieb ich die sechs Minuten im Flur stehen, gottlob allein. Obwohl ich nichts roch, konnte ich doch ohne große

Mühe Worte dafür finden. Als ich nach Hause kam, erwartete mich Sandra an der Tür. Sie half mir, als ich sie darum bat.

∞

Am 21. Juni 2012 vergesse ich, dass es der längste Tag des Jahres ist. Was ich vergessen habe, entdecke ich erst, als ich einige Tage später zu entziffern versuche, was ich mir merken wollte; ich nehme meine Karteikarten aus ihrem Futteral und ordne sie nach dem Datum.

Auf einer Wochen zuvor geschriebenen Karte steht: »Bahnhof. Frühling. Zugschauer.«

Ich sehe ihn noch vor mir auf dem Bahnsteig, den Mann mit dem Verband um den Arm, seinen unruhigen Blick über das Gleis, dieses intensive Schauen, mit dem er alles sah außer sich selbst. Ich weiß, dass ich in den Sprinter gestiegen bin. Der Zugschauer blieb zurück. Ich habe ihn nie wiedergesehen, auch am Übergang nicht. Der theatralische Bahnhofskater kam noch an einem Morgen und einem Abend, um zu betteln, doch dann verschwand auch er.

Auf dem Kärtchen mit dem Datum 21.6.2012 steht in einer kaum lesbaren Bleistiftschrift das seltsame Wort »enttakeln«.

Auf YouTube habe ich einen kurzen Film von einer alten Frau in einem langen makellosen Flur eines Pflegeheims gesehen. Über ihrem mageren, zerbrechlichen Körper trägt sie einen gelben Blümchenpyjama. Eine Pflegerin versucht sie dazu zu bewegen, ein paar Schrittchen zu gehen, doch die alte Frau klammert sich an einem glänzenden Türgriff fest. Es gelingt ihr nicht, ihren rechten Fuß vor den linken zu setzen.

Da ist mir das Wort »enttakeln« eingefallen.

Das ist ein handwerklicher Begriff, wie Stechbeitel oder Kalfateisen; er soll aus der klassischen Seefahrt stammen. Enttakelt werden Segel und was sonst noch in den Masten hängt. Ich notiere es, weil zwei andere Worte darin mitschwingen: Abtakeln und Entwürdigung.

Man bleibe bei Verstand, hatte mein Neurologe mich beruhigt. Man bleibe hellwach. Aber warum trifft mich dieser Film über diese Frau in ihrem Pyjama dann so? Sie ist sicher geistig noch völlig klar, wirkt aber so zerbrechlich, dass man unwillkürlich meint, sie sei verwirrt, kenne den Weg nicht mehr, sei erstarrt und zugleich desorientiert. Wo ist ihr Zimmer? Was hat sie denn da auf diesem langen Flur zu suchen? Worauf wartet sie? Der Film hätte mich nicht so aus der Fassung gebracht, wenn ich nicht irgendwo gelesen hätte, dass Parkinsonpatienten ein stark erhöhtes Risiko hätten, dement zu werden und wie ein sprachloser, in Fötushaltung zusammengerollter Säugling zu enden.

Vielleicht weiß diese Frau sehr wohl, wo sie ist, und ist tatsächlich noch geistig klar. Vielleicht gelingt es ihr nur nicht, sich Schrittchen für Schrittchen zu bewegen.

Wer kann das sagen?

Und wie viel macht es einem eigentlich aus, wenn das Abtakeln so entwürdigend wird?

Große Dinge

Es beginnt heftig zu gießen, als ich auf die Schnellstraße nach Westen einbiege, in dichten Regenböen, als ob sich der Himmel in einem Guss leeren müsste. Alle verringern ihr Tempo. Ich stelle das Radio etwas leiser. Wenige Minuten darauf ist der Wolkenbruch vorbei. Über den Wiesen klart es schon auf. Als ich den langsamen Lastzug eines Umzugsunternehmens überhole, merke ich nicht, dass die Straße unter dem leer geregneten grauen Himmel ganz leicht zu einer Überführung ansteigt. Ich bin auf dem Weg zu Peter, dem Jugendfreund, mit dem ich vor langer Zeit endlos Schach spielen konnte. Auf drei Brettern, gemeinsam mit Axel. Von uns dreien würde Axel sich an diese Abende am besten erinnern. An meine enge Wohnung, einen schiefen Schlauch in einem Abrissviertel im Süden der Stadt, direkt über der Jukebox einer zwielichtigen Kneipe. Daran, wie wir Rum-Cola tranken und Schach spielten, ohne Uhr, eine Partie nach der anderen, bis das Gesocks unten in seinen Buicks abgerauscht war und die Schnulzen verstummten.

Meistens gewann Axel, denke ich noch, während ich den Fuß vom Gas nehme, da auf der Überführung noch Wasser auf der Fahrbahn steht.

Verrückt, dass man, in dieser einen langen Sekunde, bevor etwas schiefgeht, weiß, dass es schiefgeht.

Als Axel es erzählt, erinnere ich mich wieder daran, was ich längst vergessen hatte. Wie ich wider besseres Wissen, als würde ich ein Wunder erwarten, hartnäckig mit Weiß d2-d4 spielte, eine Eröffnung, deren Varianten ich mir vergeblich sechs oder sieben Züge weit einzuprägen versuchte. Vor allem erinnere ich mich aber an die Bretter und die geräuschlosen Figuren mit dem grünen Filz auf der Unterseite, und daran, wie wir ohne großes Gerede spielten, von der Eröffnung bis zum Endspiel, jede Partie eine Geschichte.

Wir haben zehn Jahre Schach miteinander gespielt. Dann kamen die Kinder. Ich zog fort, zu einer anderen Zeitung in eine andere Stadt. Peter sah ich seltener, aber Axel und ich gingen mit unseren Familien in den Wäldern und einmal, während bitterkalter Weihnachtsferien, auch in *de Slufter* auf Texel wandern. Ab und an schaute ich auch noch bei ihm vorbei. Dann tranken wir auf seinem Hausboot einen Abend lang Rum-Cola und spielten nach der Uhr Blitzschach.

In dieser ersten Sekunde auf der Überführung will mir nicht einfallen, wie Axels Lieblingserwiderung mit Schwarz aussah – vielleicht a7-a6? – und wie das heißt, wenn zu viel Wasser auf der Fahrbahn steht. Noch bevor ich ins Rutschen komme, fällt mir der Begriff Aquaplaning wieder ein. Im selben Moment wird mir klar, dass ich Peter gleich anrufen muss. Tut mir leid, mein Freund. Es sollte nicht sein. Wir versuchen es bald noch mal.

Dass die Vorderreifen keine Bodenhaftung mehr haben und ich die Kontrolle verliere, weiß ich schon, bevor ich das Lenkrad nach rechts reiße. Langsamer nun, wie in Slow Motion, rutsche ich schräg zur Seite, durch einen Fächer aufspritzenden Wassers über den breiten Asphaltstreifen neben der linken Fahrbahn unaufhaltsam auf den letzten Teil des Mittelstreifens, die Betonschutzwand, zu.

Ich spanne mich an.
Der Lastzug des Umzugsunternehmens muss mich rechts überholt haben, als mein Auto den Beton rammt, die Fassung des linken Scheinwerfers aufreißt, die Stoßstange zerbricht und …
Ich pralle zurück, kreise um meine eigene Achse, wie in einer albernen Comedy aus den Zwanzigerjahren, einem Film mit Laurel und Hardy, und wirbele geräuschlos rückwärts.
Perplex starre ich in die bleigraue Wolkendecke des Augusthimmels, die eben noch hinter mir lag. Dann schaue ich geradewegs in die Scheinwerfer eines bordeauxroten Audis.
Ich knalle gegen die Leitplanke. Sofort ist es still. Aus den Airbags steigt ein cremefarbener Rauch mit einem durchdringenden, ekelhaften Geruch auf.
Brennt irgendwo was?
Weg hier.
Ich löse meinen Sicherheitsgurt. Die linke Tür … sie lässt sich natürlich nicht öffnen. Ich taste unter dem rechten Vordersitz nach meinem Rucksack. Laptop und Telefon … ich muss Peter anrufen … heute klappt es nicht mehr … und klettere zur anderen Tür.
Der Audi hat angehalten und ist auf der Standspur zurückgefahren. Der Fahrer lässt mich einsteigen.
»Alles noch heil?«, fragt er.
Die linke Vorderseite meines Autos ist nur noch Schrott, an dem die Stoßstange wie eine gespaltene Unterlippe hängt. Beim Öffnen der Airbags ist das Armaturenbrett explodiert, doch als ich die orangefarbene Sicherheitsweste aus dem Kofferraum nahm und anzog, hatte ich mich dennoch gefragt, ob der schwarze Metalliclack auf der linken Seite vielleicht gar nicht so stark beschädigt sei.
»Bei mir schon«, sage ich.

Der Mann im Audi hat 112 gewählt. »Ich musste voll in die Eisen steigen. Zum Glück haben Sie niemanden gerammt«, sagt er.
»Und niemand mich«, sage ich, wobei ich mir vorzustellen versuche, was der Fahrer des Lastzuges gesehen haben muss.
Wie hieß dieses Umzugsunternehmen noch gleich?
»Ich muss diesen Mann heute noch kurz anrufen«, sage ich.
Plötzlich regelt ein Motorradpolizist den Verkehr. Hinter uns hält ein Polizeiwagen mit Blaulicht. Ich steige aus. Ein junger Polizist kommt auf mich zu. Ob ich Nackenschmerzen hätte? Nicht dass ich wüsste.
Von der Standspur aus rufe ich Sandra an.
»Wie konnte das passieren?«, fragt sie. »Wasser auf einer Überführung«, sage ich, »einfach Pech«.
Danach rufe ich Peter an.
Als Axel verschwand, habe ich Peter wieder besucht. Einen Abend lang sprachen wir über Axel, über unsere gemeinsamen Abende und seinen verstörenden Entschluss. Wie war das möglich? Was war nur in ihn gefahren? Wir würden es ihn nie mehr fragen können. Das hörte sich an, als hätten wir Axel begraben. Ich glaube nicht, dass Peter und ich danach noch Schach spielten.
Ich erkläre ihm, warum ich heute nicht komme.
»Rückwärts gegen die linke Betonschutzwand geprallt. Ich habe direkt in die Scheinwerfer eines Audis geschaut.«
»Wenn du das überlebst, wirst du hundert«, sagt Peter.

∞

Im Gymnasium sitzt Axel neben mir, als Linde, die Tochter eines Pfarrers, im Religionsunterricht ihren Glauben bezeugt. Gott habe sie gerufen, sagt Linde, eine Hand fest auf ihren

gewaltigen Busen drückend, als ob wir ihr sonst nicht glauben würden. Sie spüre ihn. Da.
Ich spüre nichts.
Linde erklärt, dass sie mit ihm rede.
Der Rest der zehnten Klasse schweigt.
»Das hättest du wohl gern«, murmele ich, gerade noch für alle hörbar.
Ich muss damals Axel angesehen haben. Suchte ich seine Zustimmung? Ich kann mir auch heute noch nicht vorstellen, dass er damals anders darüber dachte als ich.
Der Lehrer dreht sich zu mir um. Ob ich etwas anmerken wolle?
»Es gibt keinen Gott«, sage ich. »Das Leben fängt irgendwann an und dauert etwa achtzig Jahre – und dann ist es vorbei. Wir bekommen eine einzige Chance, etwas Anständiges daraus zu machen. Mehr nicht.«
Linde starrt mich an, als ob ich in Flammen stünde.
Sehe ich Axel grinsen?
Das ist ein Spiel, das ich gewinnen kann.
Ich drehe mich zum Religionslehrer um. »Ich verstehe Linde ja«, sage ich. »Ich verstehe, dass sie das unerträglich findet. Die meisten Menschen finden das ebenso unbefriedigend wie die Vorstellung der Unendlichkeit – in Raum und Zeit, meine ich.«
Linde meldet sich.
»Vielleicht«, sage ich schnell, »können Sie Treuren einmal fragen, wie er den Begriff der Unendlichkeit versteht.«
Treuren ist der Physiklehrer, ein zerbrechlich wirkender, pietistischer Mann in den Sechzigern mit wirrem dünnem Haar. Treuren nimmt die Bibel wörtlich, vom ersten bis zum letzten Vers, er kann aber auch erklären, dass Teilen durch null unmöglich ist, bestimmte Summen unendlich gegen null stre-

ben und in seinem Fach die Unendlichkeit mit einer Lemniskate, einer liegenden Acht, dargestellt wird.
Bei einer liegenden Acht erinnere ich mich noch immer mit einem leichten Gefühl der Verlegenheit an Lindes Pobacken, wenn sie vor uns die Treppe hinaufging, doch hat mich die beruhigende Idee der Unendlichkeit nie wieder losgelassen.

∞

Ganz allmählich blättert bei mir der Lack ab. Ich stolpere, sabbere und stottere, und ich fahre mein Auto nach einem Regenschauer total zu Schrott, wobei mir – immerhin – Gott in einem Audi begegnet. Dieses Abtakeln ist nicht so ungewöhnlich, wie es scheint. Jeder Mann meines Alters sieht sich mit Verfall konfrontiert. Mit Plaque auf den Zähnen, schief stehenden Wirbeln, buschigen Augenbrauen, einer schwankenden Libido, Flecken auf der Haut und einem schlampigen Gedächtnis. Wir werden älter und weiser, vor allem aber älter.
Ich mag es womöglich nicht mehr eilig haben, mein Körper aber schon. Die seltsame Hast dieses Verfalls fasziniert mich, mehr, als sie mir Angst einjagt. »Das ist doch eine gute Geschichte«, sagte ich schon am Tag meiner Diagnose. Ich bin wild darauf, sie zu erzählen. Die Ironie gefällt mir: Wer über sein Gehirn nachdenkt, wird früher oder später erkennen, wie erstaunlich wenig wir ausgerechnet über dieses Organ wissen, genug, um zu begreifen, dass etwas defekt ist, doch bei Weitem nicht genug, um den Kram zu reparieren. Dass unser Gehirn eines ärgerlichen Tages zu einer leise knisternden Glühbirne in einer undurchdringlichen grauen Masse degeneriert, ist entwürdigend, aber auch – ich kann es nicht anders sagen – faszinierend. Das zwingt mich, die Fragen zu stellen, über die ich seit meiner Zeit auf dem Gymnasium und Lindes Unendlich-

keit nicht mehr nachgedacht habe. Was wird da eigentlich zerstört, wenn mein Gehirn in die Brüche geht? Fünfzig Gramm Nervenzellen? Oder mehr? Wie viele Gehirnzellen müssen noch arbeiten, um von einem funktionsfähigen Gehirn sprechen zu können? Wann fällt es aus und wann verschwindet das, was unverzichtbar ist? In welchem Moment gleite ich unwiderruflich davon? Wann verschwinde ich? Und wo lande ich dann? Ehe man sich versieht, bringt jemand die Seele ins Spiel.

∞

»Aber wie kannst du nur akzeptieren, dass da nichts ist?«
Diese Frage stellt Axel mir beim Pizzaessen in einem italienischen Restaurant, heute vor acht Jahren.
Es ist gut, meinen Freund wiederzusehen. Wir haben lange nicht mehr miteinander geredet, gleiten aber trotzdem mühelos in den vertrauten Modus aus pubertärem Sarkasmus, Frotzelei und einem Spielen um des Spielens willen hinein. Ich betrachte seine Frage als Eröffnung einer Debatte, als herausfordernde These, auf die eine elegante Erwiderung folgen muss, bis zur Conclusio, die wir natürlich teilen werden, wie in einem Endspiel beim Schach.
Einer von uns gewinnt.
Zögernd hat Axel von dem Personal Coach erzählt, der ihn bei dem IT-Unternehmen, für das er arbeitet, unter seine Fittiche genommen hat. Seit einigen Wochen fährt er freitagabends jeweils anderthalb Stunden hin und zurück zu einem leerstehenden Kirchenbau, wo sein Coach ungewöhnlicherweise auch als Prediger tätig ist. Axel sei tief beeindruckt, gesteht er, aber ich höre kaum zu.
Wir kennen uns dreißig Jahre. Wir haben Schach gespielt und getrunken. Sommer um Sommer sind wir mit unseren Ruck-

säcken wochenlang von einer Insel zur andern, von einer Bucht zur nächsten gezogen. Und später, als langsam alles ernst wurde, haben wir uns bei den Umzügen geholfen. Über Gott haben wir nie geredet.

Und jetzt behaupte ich – um ihn zu provozieren vielleicht –, dass ich mit nichts als Willkür, mit der atemberaubenden Sinnlosigkeit eines gottvergessenen dummen Zufalls, der Ignoranz des Leidens prima zurechtkäme.

Als mir Axel, verbissen auf die harte Kruste einer Quattro Stagioni einhackend, klarzumachen versucht, dass er mit meinem sinnlosen Dasein nichts anfangen könne, dass es etwas Höheres geben müsse, einen Himmel und ein Ziel, den christlichen Gott der Vergebung und des Mitleids, setzte ich zu einer Tirade an.

»Was für eine Ohnmachtshaltung«, schmettere ich ihm entgegen. »Das Leben? Junge, das ist doch einfach grandios, ein raffinierter Mechanismus ... alles steht zur Verfügung ... und es ist auch ermutigend, mitreißend und unerbittlich – vor allem aber zeitlich begrenzt und sinnlos.«

Axel ist zu etwas berufen, werde ich später verstehen, aber das sagt er nicht ausdrücklich.

Ich redete weiter.

∞

»Da stirbst du nicht dran«, sagte ich zu Peter, als ich ihm ein Jahr vor dem Autounfall am Telefon von meiner Krankheit erzählte.

»Parkinson?«, fragte er. »Wie kommst du denn dazu?«

»Einfach Pech«, sage ich.

»Aber du hast es unter Kontrolle ...«

»Einigermaßen. Einigermaßen.«

»Die Medikamente schlagen also an?«
Hunde schlagen an, dachte ich, und hielt meinen Mund.
Peter, Psychologe und Suchtforscher, traute der Sache nicht. Alles musste immer irgendwo angefangen haben, alles hatte eine Ursache. »Rauchen und trinken ... zu wenig Bewegung ... ein falscher Lebensstil ...«
»Wirkt sich alles nicht aus.«
»Und du darfst ...«
»Alles.«
Das konnte er kaum glauben.
»Zigarren, Wein ... verändern nichts an meinem Parkinson. Die Ärzte raten mir, mich weiterhin zu bewegen. Das bringt etwas. Wenn die Motorik ins Stocken gerät, weil die Ansteuerung durcheinanderkommt, ist es hilfreich, wenn die Muskeln noch eine Zeit lang geschmeidig bleiben.«
»Bewegung?«, fragte Peter. »Stunden bei einem Physiotherapeuten? Krankengymnastik? Mensendieck-Gymnastik?«
»Ich sollte Tai-Chi machen«, sagte ich.
»Genau wie Axel.«
Ja, dachte ich, genau wie Axel. Bevor Axel sich seiner Kirche anschloss, hatte er Tai-Chi ausprobiert. Das hätte uns vielleicht eine Warnung sein sollen.
Peter hatte Axel aufgegeben. Ich vermisste ihn immer noch.
»Und wie sieht deine Prognose aus«, sagte Peter. Er redet nicht lange um den heißen Brei herum.
»Es geht übel aus.«

∞

Noch dreimal habe ich mit Axel gesprochen. Das erste Mal bei einem Essen im ersten Stock eines Restaurants in der Nähe des Rotterdamer Stadtparks. Schon bei der Vorspeise hat Axel vorsichtig angekündigt, er gehe nun, nachdem er den Coach kennengelernt habe, jeden Freitag in dessen »Kirche«. Er sei der Glaubensgemeinschaft beigetreten und werde mit seiner Familie in ein Villenviertel ziehen, in dem die Gruppe einige frei stehende Häuser gekauft habe.

Er werde sich einkaufen, wie in eine Gesellschaft.

Beim Hauptgang beichtet Axel mir etwas, wovon er wohl vermutet hat, dass ich es nicht begreifen oder akzeptieren kann. Er stellt es harmloser und unverbindlicher dar, als es ist; erst als ich nachhake, gibt er zu, dass seine gesamten Ersparnisse in diesen Umzug fließen und es keinen Weg mehr zurück gibt. Er kauft kein Haus, sondern nur einen Teil davon, oder sogar nicht einmal das; es ist eher so, als kaufe er sich in eine Geschichte ein. Dabei klingt er selbstsicherer, als ich ihn je erlebt habe.

Als er sagt, dass große Dinge bevorstehen, und ich ihn frage, was er denn um Himmels willen damit meine, schreckt Axel zurück. Als hätte er plötzlich erkannt, dass er etwas von einem Mysterium enthüllt hat, dass ich noch nicht kennen darf.

Große Dinge.

Sie schreiben ein Buch.

Später dachte ich, dass er mich damals bekehren wollte. Oder sein Glück mit mir teilen wollte.

Ob ich nach dem Umzug vorbeikommen könne, frage ich, als wir beim Kaffee sitzen. Das ginge, natürlich könne ich vorbeikommen, aber es wirkt so, als wolle sich Axel vorab entschuldigen. Es sei, nun ja, etwas kompliziert. Ich habe das Gefühl, dass er um Erlaubnis bitten muss. Und dass ein Besuch mehr Schwierigkeiten verursacht und dafür mehr erforderlich ist als eine nachbarschaftliche Rücksprache mit den anderen Bewohnern. Sie gingen auf dem *Compound* – dieses Wort verwendet er –, eine Art abgeschlossener Wohnanlage, ziemlich frei miteinander um. Außer ihrem Besitz hätten sie auch ihre Kleider abgeworfen. So stehe es im Evangelium, seinem Evangelium, dem apokryphen, nicht in die Bibel aufgenommenen Thomasevangelium. In diesem Text – ich habe in diesem Evangelium daraufhin nachgelesen – sagt Jesus, sein Königreich sei nicht in der Zukunft oder im Himmel zu finden, sondern verbreite sich schon heute über die ganze Welt. Aber »die Menschen sehen es nicht«, las ich beim Evangelisten Thomas.

Viel später spreche ich erneut mit Axel, dieses Mal am Telefon. »Ich sitze in meiner Küche«, beginne ich, »der ehrlichen Küche.« Ich weiß, dass er die Anspielung versteht: Alle Partys nach unserer Abiturfeier endeten hier, schwankend oder gegen die Anrichte gelehnt, mit Rum-Cola oder was sonst an Alkohol aufzutreiben war, und mit großen Bekenntnissen.

Er ist umgezogen und wirkt glücklich. Ich begreife allmählich, was passiert ist. Ich will ihm erklären, dass ich mir Sorgen mache, dass die Fiktion, an die er glauben will, die Kirche, sein Anführer, dass das natürlich wunderschön ist – aber dennoch eine Fiktion. Es kommt ein Tag, sage ich, an dem sich alles als unwahr oder, schlimmer noch, als verlogen erweist. Was machst du dann? Verkraftest du das? Hältst du das aus?

Davon will er nichts hören. Wer ihm nicht folgt, den lässt er zurück.

Sie nennen es die Matrix. Die Außenwelt. Die anderen. Mich.

Eines Freitagabends ist Peter in die Kirche gegangen, um Axel zu sehen. Von einer der hinteren Bänke schaute er zu, wie der Anführer in seinem langen orangefarbenen Mantel segnend und brummelnd umherging und sich die Ekstase wie ein durchdringender Geruch ausbreitete …, wonach die Thomasgläubigen wie aus einem Mund und fast johlend auf die Frage antworteten, was mit den Ungläubigen in ihrer Mitte geschehen sollte …: »Raus mit ihnen! Raus! Raus!«

Peter hat Axel auf dem Parkplatz noch einmal gesprochen. Danach nicht mehr.
»Die Realität«, sagte Peter, als er die Freundschaft mit Axel kurz darauf aufkündigte, »ist immer idiotischer, als man sie erfinden könnte.«
Ich rufe Axel noch einmal an. Und sage zu ihm das Gleiche, was ihm Peter schon gesagt hat: Wenn er zu Besinnung komme, sei er jederzeit willkommen.

∞

»Du landest in einem Rollstuhl«, räumt Peter ein, als wir ein paar Wochen nach dem Autounfall wieder an seinem Küchentisch sitzen. »Aber wenn du weißt, dass es bis dahin noch dreißig Jahre dauern kann – oder sagen wir: zwanzig –, solltest du jetzt aufhören, dir darüber den Kopf zu zerbrechen.«
Wir schenken noch einmal nach.
»Ich zerbreche mir nicht den Kopf darüber«, versuche ich zu erklären, »ich gewöhne mich an den Gedanken.«
Peter nimmt es dösig zur Kenntnis. Wir sind auf dem Boden der zweiten Flasche Bordeaux angelangt. Das Schälchen japanischer Reiskräcker ist leer. Warum mich das so gefangen nehme, fragt Peter noch einmal, woher diese makabre Faszination für erlöschende Gehirne komme? Warum schriebe ich über etwas, was noch sehr lange ausbleiben könne? Warum so pessimistisch? »Pessimismus«, sagt er, »ist etwas für Sauertöpfe, Trauerklöße und Berufsskeptiker.«
»Ich bin überhaupt kein Pessimist«, sage ich. »Aber ich ärgere mich über die merkwürdige Norm, dass man heutzutage unter allen Umständen mit Inbrunst Optimist sein muss.«
»Was ist daran denn falsch?«, fragt Peter.

Ich muss an die Maxime eines Philosophen denken, der Optimismus als »eine moralische Pflicht« bezeichnete. Er hatte recht. Mit Politikern, die noch einen Ausweg sehen, ist das Land besser dran.

»Es kann nichts schaden«, sagt Peter.

»Es kann sehr wohl etwas schaden. Optimismus ist manchmal schlichtweg dumm – wenn man grundlos auf etwas hofft, das doch nicht eintritt, auf das Jenseits, oder auf Axels Königreich meinetwegen. Wenn Optimismus aussichtslos ist. Wenn er nichts ausrichtet. Optimismus heilt keinen Krebs, und man kann damit keinen Talentwettbewerb gewinnen, wenn man herzzerreißend falsch singt.«

»Er macht einen zu einem angenehmeren Menschen.«

»Angenehmer für wen? Diese Pflicht zum Optimismus ist pervers. Wir gehen, ohne groß darüber nachzudenken, davon aus, dass unsere Kinder einen besseren Job bekommen werden als wir, eine glücklichere Ehe, ein noch besseres Leben haben werden. Wir sind süchtig nach diesem Fortschritt – das solltest du begreifen –, süchtig danach, dass Heilung möglich ist, wenn man nur fest daran glaubt … Das entbehrt jeglicher Grundlage. In manchen Fällen kann man nur verlieren, aber Pech, Rückschläge und Verfall sind offensichtlich mit einem Tabu belegt. Und wer dennoch über sie spricht, verstößt gegen einen Kodex, zerstört eine Illusion.«

»Als würde man auf einer Party das große Licht anmachen«, sagt Peter, während er aufsteht, um die leere Weinflasche wegzustellen.

»Ich bin dankbar für alles, was ich habe«, rufe ich ihm nach.

Zurück am Tisch, schaut er mich ermattet an.

»Ich schreibe«, sage ich, »und besser als früher, oder zumindest besessener. Aber um schreiben zu können, muss ich über den Ablauf nachdenken. Keine gute Geschichte ohne Plot.«

»Du weißt nicht, wie es abläuft«, sagt Peter.
»Die Wahrscheinlichkeit«, sage ich, »dass ich dement werde, dass ich verschwinde, bevor ich abtrete, steht fünfzig zu fünfzig. Das ist überschaubar. Kopf oder Zahl. Ich habe ebenso viel Veranlassung, das zu ignorieren, wie darüber nachzudenken.«

Niemals still/Carels Kopf

Der drahtige Mann in dem fahrbaren Krankenhausbett in Operationssaal 9 soll seinen Namen nennen.

»Carel«, sagt er, »Carel Dolman.«

Der Neurochirurg steht an seinem Bett und fragt, ob Carel wisse, dass sie sein Gehirn operieren werden.

»Ja«, sagt er. Gott ja. Natürlich weiß er das.

Und dass er während dieser Operation bei Bewusstsein bleibe? Monatelang hat sich Carel darüber Gedanken machen können. Wie der Chirurg seinen Schädel bloßlegt, zwei Löcher bohrt und mit einer Nadel zehn Zentimeter tief in seinem Gehirn herumfuhrwerkt. Und dass er, Carel, dann Hinweise geben muss, ob diese Nadel richtig sitzt.

Carel nickt.

Es ist zwölf vor acht an einem Dienstagmorgen im September.

Am Fußende seines Bettes schreibe ich den Dialog zwischen Carel und dem Chirurgen Wort für Wort mit. Vor einer halben Stunde habe ich meinen Wagen in der Tiefgarage des Universitätskrankenhauses geparkt. Ich bin abgeholt und zum Operationssaal begleitet worden, wo ich meine Hände mit Desinfektionsseife unter dem Wasserhahn geschrubbt habe. Ich stehe in blauen Plastikclogs und trage grüne OP-Kleidung, ein Haarnetz und einen Mundschutz.

Carel weiß mein Outfit durchaus zu würdigen. Er lächelt. Das muss nun mal sein.
Für mich hat man einen Stuhl bereitgestellt, weil ich die Operation vielleicht anders wahrnehmen werde, heftiger vielleicht, so als ob der Chirurg nicht nur in Carels Kopf, sondern auch in meinem eigenen herumtasten würde.
Der Stuhl steht in einer Ecke des OPs, schräg unter dem Bildschirm an der weißen Wand, auf dem Carels Gehirn zu sehen ist. Ich darf herumlaufen, muss aber außerhalb des Bereichs des Chirurgen und seines OP-Assistenten bleiben.
In meiner Hieroglyphenhandschrift notiere ich, was ich wahrnehme, das Gewusel der Anästhesisten um das Bett herum, das Piepsen und Ticken einer mannshohen Säule voller Elektronik, die roten, gelben, grünen und blauen Kabel an Carels Körper, sein ergebener Blick. Sie haben ihn hierauf vorbereitet, aber trotzdem hat Carel nicht mehr als eine vage Vorstellung von dem, was kommen wird.

Ich hatte den Neurochirurgen Wochen zuvor gebeten, mir die Prozedur minutiös, gleichsam in einer Kurzvorlesung, zu beschreiben. So wollte ich einen besseren Blick für die Dinge bekommen. Ahnungslos, wie ich war, hatte ich mir vorgestellt, er würde Carels halbe Schädeldecke abheben, ähnlich dem Lüften des Deckels einer Kasserolle mit schmurgelndem Schmorfleisch, und mit einer Pinzette oder einem Spatel ganze Lappen von Carels Gehirn beiseiteschieben. Mittlerweile wusste ich es besser. In seinem Arbeitszimmer erklärte mir der Arzt, ein großer, eindrucksvoller Professor Anfang sechzig, der sich ganz der Neuromodulation verschrieben hatte, dass er zwei kleine Löcher bohren und dann mit einer langen Nadel in Carels Kopf stechen werde. Man müsse nichts beiseiteräumen. Diese Stiche könnten keinen Schaden anrichten. Er werde kein

Gewebe beschädigen, das intakt bleiben müsse; der Chirurg wisse, durch welche Teile er sich einen Weg bahnen könne. Carel werde davon nichts merken.
»Gehirne fühlen keinen Schmerz«, sagte er.
Nicht ihren eigenen Schmerz, dachte ich.
Dann zeigte er mir die Nadel und gab mir die deutschsprachige Gebrauchsanweisung des Herstellers mit.
Im Operationssaal setze ich mich auf den Stuhl. Ich beobachte, was sie mit Carel anstellen. Er vertraut darauf, dass es gut gehen wird – was soll man auch anderes tun, wenn man so daliegt? Mit keinem Wort habe ich letzten Sommer mit Carel darüber gesprochen, was alles schiefgehen kann. Auch das Buch eines deutschen Soziologen habe ich nicht erwähnt.

Um halbsieben ist Carel geweckt worden. In der Nacht vor seiner Operation hat er kein Auge zugetan. Carel glaubt, dass er nicht schlafen konnte, weil er seine Medikamente nicht mehr hatte einnehmen dürfen. Oder waren es doch die Nerven? Die unruhige Nacht hat ihn überrascht, denn er war sich seiner Sache sehr sicher. Am vorhergehenden Abend hatten wir, Carel, Jolanda und ich, in Zimmer 32 der Pflegestation des Krankenhauses noch darüber gesprochen. Wie die »Nachbarn« auf dem Campingplatz in Südfrankreich ihn diesen Sommer immer angestarrt hatten. Als ob er nicht ganz dicht sei. Diese heftigen Bewegungen seiner Arme, das Herumpulen an seinem Hals, Ticks sind das, so fahrig zu sein, niemals still. Zum Verrücktwerden. Auf diesem Campingplatz hat Carel sich zum ersten Mal beobachtet gefühlt.
Es ist zwanzig nach acht. Carel war schon drei Mal auf der Toilette. Mit einem Haarschneider schert der Assistent des Chirurgen die ohnehin nur kurzen Stoppeln von Carels Kopf.

Danach seift er Carels Schädel mit Rasiercreme ein und entfernt die letzten Haare mit einem Messer.
»Das fühlt sich jetzt kühl an«, warnt er Carel vor, bevor er dessen spiegelglatte Glatze mit desinfizierendem weißem Jod abtupft.
»Holla«, ruft Carel, fast fröhlich.
Kurz darauf legt der Assistent ein Kissen über Carels Beine.
Ohne zu zögern klettert er so auf das Krankenhausbett, dass seine Knie beiderseits von Carels Oberkörper zu liegen kommen. In seinen Händen hält er die schwere rechteckige, mit Strichen markierte Krone aus dunklem Metall, den »Frame«.
Der Neurochirurg steht hinter dem Kopfende des Bettes. Als sein Assistent die Krone über Carels Kopf hält, beginnt der Chirurg die Stellschrauben anzuziehen, an jeder Ecke des Frames eine.
»Das sollte nicht wehtun«, sagt er.
Carels Kopf ist mit einer Spritze örtlich betäubt worden. Wenn alles gut läuft, spürt er kaum, wie die erste scharfe Spitze durch die weiche Kopfhaut dringt. Doch wenn der Arzt den Metallrahmen mit Kraft fixiert, überkreuz, wie man die Muttern an einem Autoreifen anzieht, links vorne, rechts hinten, links hinten, rechts vorne, spürt Carel den Druck auf seinen Schädel sehr wohl. Jetzt weiter atmen, haben sie gesagt.
Die Schraubenspitzen dringen zwei oder drei Millimeter tief in den Knochen seines Schädels ein.
Mir läuft es eiskalt über den Rücken.
»Ganz schön eklig«, sagt Carel leise.
Die leichte Betäubung des Anästhesisten beruhigt ihn. Sie sorgt dafür, dass Carel es nicht ganz so schlimm findet, wie es ist, und sich nicht ganz so genau daran erinnern wird.
Was hatte der Chirurg noch mal gesagt?

»Das ist der Teil, den die meisten doch lieber vergessen möchten.«

Der Assistent zeigt mir Carels Kopf.
Ich habe ihn begleitet, als er Carel vom Operationssaal über das beige marmorierte Linoleum der Krankenhausflure zum CT-Scan gefahren hat. Ich habe das Geklapper von Pantinen, seine beruhigende Stimme, das Summen der Klimaanlage, das Öffnen der Aufzugtüren gehört – genau wie Carel. Nun starre ich auf das Ergebnis des Scans, ein Bild auf dem Monitor, wie ich es zum ersten Mal wohl im *Reader's Digest* im Wartezimmer des Hausarztes gesehen habe, ein Schädel, gefüllt mit einem grauen Gelee aus hundert Milliarden Hirnzellen. Dabei wird mir bewusst, dass dies das Gehirn des Mannes ist, mit dem ich mich gestern noch über Camping in Südfrankreich unterhalten habe.
In dem dreidimensionalen Bild erkenne ich die schwarzen Kerne. Der Assistent nennt die Koordinaten – »x«, »y« und »z« –, die die Kubikmillimeter von Carels Gehirn markieren, in die die Sonde, das Stiftchen mit den vier Elektroden, eingesetzt werden muss. Nach der Operation kann man per Fernbedienung entscheiden, welcher der Platinkontakte aktiv sein soll. Das erfordert Präzision: ein Millimeter zu hoch oder zu tief können den Patienten in eine euphorische oder eine depressive Stimmung versetzen.
Nebenbei hatte der Chirurg erzählt, dass die Wirkung der *Deep Brain Stimulation* gut mit einer »Läsion« zu vergleichen sei, einer gezielt herbeigeführten Schädigung des Gehirns, mit der man Parkinsonpatienten früher behandelt hatte. Ganz entfernt – und völlig zu Unrecht – erinnerte mich das an die Lobotomie, eine heute als barbarisch geltende Operation, bei der bis weit ins zwanzigste Jahrhundert hinein die Verbindung

zwischen dem frontalen Gehirnlappen und dem Rest des Gehirns unterbrochen wurde – ein probates Mittel gegen Ängste, Depressionen, Zwangsstörungen, dachte man.
Bei dieser Läsion oder der Stimulation mit elektrischen Impulsen wusste man zwar, *dass* sie wirkten, aber nicht *warum*. Das brachte den Chirurgen nicht aus dem Konzept. Er schien mir ein zu pragmatischer Mann zu sein, um an seinem Metier allzu sehr zu zweifeln.

∞

Wir wissen viel, aber noch viel mehr wissen wir nicht. Wir betrachten unser Gehirn wie einen Kosmos. Astrophysiker haben errechnet, dass sie bisher ein paar Prozent des Weltalls kartiert haben. Dabei kann es sich nur um Angeberei oder einen Bluff handeln. Abgesehen von der philosophischen und nicht sehr praktikablen Vorstellung, dass das Weltall »unendlich« ist, wissen wir nicht, wie groß das Weltall ist; wir können allenfalls die Ausmaße des sichtbaren Universums schätzen. Von dem, was dahinterliegt, von dem, was wir nicht sehen, haben wir keinen blassen Schimmer.
Was wären ein paar Prozent der »Unendlichkeit«? Oder ein paar Prozent von nichts? Der Anspruch erinnert an die Hybris einiger Hirnforscher, auf Scans nicht nur nachweisen zu können, wo die Aggression, der Hunger oder die Erregung sitzt, sondern im gleichen Atemzug auch erklären zu können, wo sich die Seele verorten lässt – sprich: Gott.
Vom Allerkleinsten verstehen wir beinahe genauso viel wie vom Allergrößten, nämlich so gut wie nichts. Vierundzwanzig Jahrhunderte nach Hippokrates von Kos haben die Hirnchirurgen eine recht brauchbare Vorstellung von den »Basalganglien« und den anderen Abgründen des Gehirns gewonnen, wie

immer sie heißen mögen, aber bei der erstbesten fundamentalen Frage – Wer bin ich? Weshalb existiere ich? Warum bin ich krank? – stehen sie vor einem Rätsel.
Dieses Rätsel wird größer, nicht kleiner.
Unser Gehirn ist in ähnlicher Weise unverstanden wie das Weltall: Je weiter unser Blick vordringt, desto mehr müssen wir uns eingestehen, dass wir weniger wissen, als wir dachten. Gerade das Organ, das wir mit uns herumschleppen, um das Leben zu ergründen, entzieht sich diesem Verstehen – ein sardonisches Spiegelkabinett, fürwahr.

∞

Kurz nach neun, als der Assistent die Krone auf Carels Kopf am Operationstisch festschraubt, erklingt aus dem Radio ein schnulziges Liebeslied. Eine blaue Moltonauflage und ein aufblasbares Kissen stützen Carels Nacken. Sobald er bequem liegt, markiert der Neurochirurg mit einem schwarzen Stift – einem *Permanent Marker*, die Tinte darf nicht verlaufen – auf dem kahlen Schädel die Stelle, an der er die Haut aufschneiden wird. Er arbeitet sich tastend vor, fühlt an den Schädelnähten, wo der Schnitt entlanggeführt werden muss.
»Nun kommt eine kleine Spritze. Einverstanden?«
»Habe ich eine Wahl?«, antwortet Carel.
»Sie können nein sagen, aber das würde ich ihnen nicht empfehlen.«
Während die Betäubung zu wirken beginnt, installiert der Operationsassistent einen durchsichtigen Vorhang aus Plastik zwischen Carels Rumpf und den schwarzen Strichen auf seinem Kopf. Der Vorhang wird mit einer orangefarbenen desinfizierenden Folie an seinem Schädel festgeklebt. Auf der steri-

len Schnittseite des OPs liegt nun einzig der Teil von Carels Kopf frei, in dem der Chirurg arbeiten wird.
Jemand bringt das Radio zum Schweigen.
Mit einem kleinen Messer schneidet der Chirurg die Kopfhaut auf. Ein erster Schnitt, der durch die aufgeklebte Plastikfolie und die Haut geht. Dann zieht er rasch zwei Fäden durch den Hautlappen und befestigt sie mit Klemmen am Operationstuch.
Als er mit einem »elektrischen Messer« tiefer schneidet, in das Unterhautfettgewebe und die Knochenhaut, riecht es nach verbranntem Fleisch.
Der OP-Assistent saugt Blut ab, hilft beim Veröden kleiner Blutgefäße, beim Führen eines zweiten Schnitts oberhalb des rechten Ohrs, und er drückt kleine Gazestücke in die Wunde, die Carels Kopf langsam in ein wildes, modernes Gemälde mit gelben und braunen Jodfarben verwandelt, in eine zerknautschte, verlotterte Mumie.
Carel kann das nicht sehen. Er lässt es geschehen.
Ich laufe um den Vorhang herum, auf die andere Seite der Operationsliege. Ich lausche dem Ticken der Geräte, den Stimmen, die sich leise miteinander beraten. Carel kann nur auf sein Fußende und das Laken über seinen unruhigen Beinen schauen. Das schnelle schrille Singen – wie von einem Zahnarztbohrer – muss er wohl hören; der Chirurg fräst einen kleinen, einige Zentimeter langen Spalt in seinen Schädel, ein »Doppelbettchen«, wie er es zärtlich nennt, in dem das flache Verbindungsstück aus Plastik, das die Drähte in Carels Kopf mit einem später zum Bauch führenden Draht koppeln wird, bald ordentlich zu liegen kommt.
Ich schaue Carel an.
Er grinst. Er winkt.

Es ist fünf nach zehn, als der Chirurg nüchtern verkündet, dass nun das Bohren beginnt. Das klingt gelassen und zugleich feierlich, wie beim Anschneiden einer Torte. Carel versteht den Wink. Ich weiß, dass er sich nicht vor diesem Bohren fürchtet und gehe zu meinem Stuhl zurück. Carel wird es kaum spüren – in den Knochen verlaufen keine Schmerznerven.
Aber Carel wird es hören.
Atmen Sie mit offenem Mund, haben sie ihm geraten, dann ist Ihr Kopf kein geschlossener Resonanzkörper.
Der Chirurg setzt den Bohrer am Knochen an und bohrt in drei Minuten zwei runde Löcher, so groß wie Eincentmünzen, eins links, eins rechts.

∞

Carel nannte ihn »den Monteur«. Wir saßen in Carels Garten. Es war Hochsommer. Noch einmal gingen wir die Prozedur durch, wie sie die Krone festschrauben, die örtliche Betäubung, das Bohren. Carel sprach über den Chirurgen – »der macht die eigentliche Arbeit« – mit einer Mischung aus Bewunderung für sein Können und tiefer Ehrfurcht. Was ihm bevorstand, stellte er harmloser dar, als es war: Wenn sich dieser Monteur gefälligst an die Anleitung hielte, was sollte dann noch schiefgehen?
Ich unterdrückte erneut den Wunsch, den deutschen Soziologen zur Sprache zu bringen.
Carels Frau Jolanda machte sich eine lebhaftere Vorstellung von der Operation. Ihr grauste bei dem Gedanken daran, auch dann noch, als Carel ihr erklärte, dass der Bohrer von selbst stehen bliebe; diese undurchschaubare Technik schien es für Jolanda sogar noch scheußlicher zu machen. Sie wollte auch nicht bei der Operation dabei sein, nicht in einem Wartezim-

mer und erst recht nicht im OP. Jolanda würde zu Hause darauf warten, dass man sie anrief, und dann ins Krankenhaus kommen.
Ihr Mann war schon seit Monaten bereit dazu. Wenn sich Carel vor dem Eingriff fürchtete, ließ er es sich nicht anmerken oder versteckte seine Angst unter lässigem Humor und Abwiegeln.
Ich fragte, ob er auch alles gelesen hätte.
Carel wusste, dass DBS bei Parkinson schon zwanzig Jahre als reguläre Therapie anerkannt war. Viele Ärzte betrachteten die Hirnoperation jedoch noch immer als die letzte Möglichkeit für, meist betagte, Patienten, bei denen Medikamente nichts mehr ausrichteten oder schreckliche Nebenwirkungen hervorriefen. Carels Ärzte waren der Auffassung, dass gerade jüngere Patienten operiert werden sollten, da sie damit oft noch jahrelang ein mehr oder weniger normales Leben führen könnten.
Er wisse genug, sagte Carel, um zu wissen, dass die Tiefe Hirnstimulation seine beste Option sei.

∞

Immer ein wenig tiefer schraubt der Chirurg die lange, dünne Nadel in Carels Kopf. Der Weg, den die Nadel nimmt, ist festgelegt. Auf dem *Frame* ist ein Bogen montiert, sodass sich nur noch die Tiefe der Nadel verändert und sich ihre Spitze Millimeter um Millimeter ihrem Ziel nähert. Das Gehirn könne das verkraften, haben die Ärzte Carel erklärt.
Hinter dem durchsichtigen Plastik höre ich den Neurologen, der kurz zuvor den Operationssaal betreten hat, ruhig mit Carel sprechen. Er fordert ihn auf, die Monate des Jahres zu nennen – Januar, Februar, März … Er greift Carels linke Hand und testet, wie beweglich sein Handgelenk ist. Er sieht sich seine Augenstellung an, sucht in seiner rechten Hand nach

Verkrampfungen und lässt Carel Daumen und Zeigefinger gegeneinander »tippen«. Das kommt mir bekannt vor. Mein Neurologe bat mich, beide Fingerspitzen gegeneinander zu tippen, als er die Diagnose stellte.
Das ist der Moment, in dem sich für die Ärzte alles zusammenfügt. Der Chirurg, der die Platinspitze der Nadel einbringt. Der Neurologe, der spürt und sieht, wie der Patient reagiert. Und Carel selbst, der wach sein muss, so wach, dass er hört, wie aus dem Lautsprecher neben ihm etwas ertönt, was dem Geheul von Seehunden gleicht. So klingt sein Gehirn also, so klingt die hyperaktive Kaffeebohne in seinem Kopf, wenn die Nadel ihr Ziel erreicht und das elektrische Signal der Nervenzellen in einen Laut umgesetzt wird.
Der Neurologe testet weiter, erst an der linken, dann an der rechten Seite, wie Carel auf die kleinen Stromstöße der Elektrode reagiert. Ein Volt, zwei Volt … und weiter bis auf vier Volt. Und das an jedem der vier Kontaktpunkte der Elektrode. Wie locker fühlt sich Carels Ellbogen an, wie sehr stolpert er beim Zungenbrecher »Artillerie«, wie bewegen sich seine Augen. Kribbeln seine Füße, kann er mit Zeigefinger und Daumen aufeinander tippen?
Sie suchen nach dem besten Punkt. Einen Millimeter tiefer in der Kaffeebohne, einen Millimeter höher. So leicht, wie sie den richtigen Punkt in der rechten Hälfte von Carels Gehirn gefunden haben, ein *hole in one* wird der Neurologe das später nennen, so schwer wird es links. »Wir sind nahe dran«, sagt er, »es wirkt zwar schon, aber das ist es noch nicht ganz.« Und kurz darauf: »Jetzt ist es besser, aber nicht so überzeugend wie auf der anderen Seite.«
Manchmal, erklärte mir der Chirurg, höre ein Parkinsonpatient schon auf zu zittern, sobald die Nadel ihr Ziel erreicht hat. Dieser Moment lasse die Ärzte niemals unberührt. Er habe

etwas Mysteriöses: Wie viel sie auch über die Gehirnzellen und Neurotransmitter wüssten, warum das Gehirn auf diese Stromstöße so reagiert, wie es reagiert, begriffen sie nur zum Teil.

Jedes Mal, wenn es funktioniere, sagte der Neurochirurg, durchlaufe ihn ein Schauder.

Um Viertel vor zwölf befestigt der Chirurg mit blauem Kleber und etwas Knochenstaub, den er beim Bohren in einem Aluminiumbehälter beiseitegestellt hat, zwei dünne Drähte in den Löchern von Carels Kopf. Die Enden stecken in einem flachen, weißen Konnektor aus Plastik, den der Arzt in das ausgefräste Bettchen legt. Danach vernäht er die Knochenhaut und die Kopfhaut.

Carel pinkelt in die Bettpfanne.

Die Kopfwunde ist geschlossen. Der Vorhang wird aufgezogen und weggenommen. Die Krone kann entfernt werden. Und um Viertel vor eins sitzt Carel aufrecht, mit einem weißen Turban auf seinem Kopf.

∞

Während Carel für den zweiten Teil seiner Operation in Narkose versetzt wird, esse ich in einer Cafeteria für das medizinische Personal ein Rosinenbrötchen mit Käse. Ich frage mich, ob ich dort hätte liegen wollen, auf dieser Operationsliege, mit dem *Frame* als Dornenkrone auf dem Kopf? Der Eingriff war nicht schlimmer, als ich erwartet hatte, aber die Geschichte des deutschen Soziologen, die zu erwähnen ich Carel gegenüber nicht den Mut hatte, lässt mich nicht los.

Als bei ihm die Schüttelkrankheit diagnostiziert wurde, war der Soziologe Helmut Dubiel siebenundvierzig Jahre alt und stellvertretender Direktor eines kleinen, aber weithin berühmten Forschungsinstituts in Frankfurt. Er sah sich selbst als einen Macher, viril und dem Leben gewachsen, eloquent und ehrgeizig. Ein Mann, der erst begriff, dass etwas fürchterlich falsch lief, als er nach dem Sex mit der Frau, die die Liebe seines Lebens werden sollte, am ganzen Körper zu zittern anfing. Nach einiger Zeit konnte Dubiel kaum noch verständlich sprechen. Er murmelte. Ein Stehempfang an seinem Institut wurde für ihn zur Hölle. Er fühlte sich gedemütigt, als die Studenten Grimassen schnitten, wenn er sich im Vorlesungssaal wie ein Tölpel bewegte. Jahrelang hielt er vor seinen Kollegen in Frankfurt verborgen, dass er an Parkinson litt. Dann entschied er sich für eine *Deep Brain Stimulation*, für diese Sonde tief im Hirn.

Die Operation verlief chaotisch. Die Ärzte stritten sich darum, an welcher Stelle sein Gehirn genau stimuliert werden sollte. Nach der Operation war Dubiel euphorisch. Er zitterte nicht mehr, die Überbeweglichkeit war verschwunden. Drei Tage später schlugen Depressionen und Sprachstörungen zu. Er war verwirrt, sprach leise, artikulierte schlecht, fiel oft hin, selbst dann, wenn er die Treppe bloß hinaufging. Er trippelte, wenn er gehen sollte, und roch und schmeckte nichts mehr.

Ein Jahr nach seiner Operation wies ein Neurologe Dubiel darauf hin, dass er die Sonde in seinem Gehirn auch abschalten könne. Unter seinem Schulterblatt war eine Art Schrittmacher eingebracht worden, der schwache Strompulse zu seinem Gehirn sandte. Mit einer Fernbedienung konnte ihn Dubiel ausschalten. Sofort funktionierte seine Stimme wieder und sein Verstand kehrte zurück, aber dafür konnte er nicht mehr

gehen. Mit einem Knopfdruck entschied Dubiel, ob er gehen oder sprechen konnte. Panisch wurde oder klar denken konnte. Nicht gleichzeitig.
Er musste wählen.

Später schrieb der Soziologe ein Buch. Ich hatte es mit zunehmendem Widerwillen gelesen. Auch wenn Dubiel behauptet, er hege keinen Groll, schreit einem doch die verzweifelte Wut aus jeder Seite entgegen. Er ist bis ins Mark verbittert. Über den schlampigen DBS-Eingriff, über den Arzt, der seinen Kopf, nur wegen der Doktorarbeit, an der er schrieb, mit Elektroden vollpflasterte. Und vor allem ist Dubiel über die Tatsache verärgert, dass ihn vorher niemand über die Regulierbarkeit des Schrittmachers aufgeklärt hatte.

∞

Als ich wieder in den Operationssaal komme, liegt Carel nackt auf dem Tisch. Sein Körper ist mit einem grünen Operationstuch abgedeckt. Nur ein guter halber Meter der Haut vom rechten Ohr bis zur Leiste ist unbedeckt.
Der Chirurg hat erneut seine Hände gewaschen, seine Arme geschrubbt und eine andere Operationsjacke angezogen. Aus dem Radio erklingt leichte Popmusik. Der Neurochirurg trennt die eben vernähte Wunde über Carels rechtem Ohr auf, macht einen Schnitt in Carels Seite und führt das Ende einer, einen halben Meter langen, Hohlnadel unter die Kopfhaut. Er muss Kraft aufwenden, um den Tunneler durch das Unterhautfett unter dem Hals hindurchzuzwängen, oberhalb des Schlüsselbeins entlang – nicht unterhalb, da dort die Lungenflügel liegen – und an seinem Brustkorb vorbei. Er schiebt und stochert

noch ein bisschen, bis die Spitze der Nadel schließlich zwischen dem vanillegelben Fett an Carels Bauch auftaucht.
Aus der Verpackung heraus wird dem Chirurgen der Schrittmacher angereicht. Der Apparat, etwas kleiner als eine Zigarettenschachtel, enthält eine Batterie, die über Jahre Stromstöße zum Gehirn senden wird, die die überaktiven Kerne in Balance und Carels Körper elastisch halten und auch seine Motorik wieder einigermaßen normalisieren sollen.
Der Chirurg vernäht die Kopfwunde. Sein Operationsassistent schließt die Bauchwunde.
»Carel, es ist geschafft«, sagt der Anästhesist. Es ist fünf vor zwei. Doch Carel wird erst Stunden später aufwachen, als Jolanda an seinem Bett sitzt. Er hat einen Turban um den Kopf und streckt froh wie ein Kind seine Arme nach mir aus, als ich sein Zimmer auf der Krankenhausstation betrete. Schau mal, wie ruhig, lacht Carel.

∞

Ob ich es selbst auch machen lassen würde?
Diese Frage wird mir in den Wochen nach Carels Operation immer wieder gestellt. Mit einem gewissen diabolischen Vergnügen erzähle ich dann, wie es war. Die Krone, die mit Schrauben befestigt wurde. Die zur Seite geklappten Hautlappen. Die zwei Löcher von der Größe einer Eincentmünze. Die Nadel in Carels Gehirn. Und wie er mir grinsend zuwinkte.
Einige Wochen nach der Operation besuche ich ihn. Ich muss ihn noch fragen, was er dachte und fühlte, als sie sich an ihm zu schaffen machten. Konnte er in der Nacht vor seiner Operation noch schlafen? Hat er diesen Geruch von verbranntem Fleisch auch gerochen? Ist er müde geworden? Und was stellt der Schrittmacher nun mit seinem Gehirn an?

Carel sieht mich an. Und antwortet mir nicht sofort. »Jetzt, wo du weißt, wie es ist«, fragt er zögernd, »würdest du dich selbst auch dafür entscheiden?«

Puh! Ich jammere schon beim geringsten Schmerz und sehe beim ersten Blutstropfen weg. Alles, was schiefgehen kann – davon bin ich überzeugt –, wird in meinem Fall auch schiefgehen, das müssen die hypochondrischen Gene meines Vaters sein. Ich bin mir dessen bewusst, dass ich gut reden habe. Denn wer weiß, ob ich demnächst, wenn sich ein Arzt von der DBS etwas für mein Gehirn verspricht, auch noch so heldenhaft bin?

Ich fand es nicht schlimmer, als ich erwartet hatte, sage ich zu Carel, nach den richtigen Worten suchend. Carel ist ein tapferer Mann, der sein Schicksal selbst in die Hand genommen hat – das will ich nicht bagatellisieren. Außerdem fühlte ich es fast selbst, die kontrollierte Gewalt, mit der die vier Schrauben der Krone festgedreht wurden, das Ruckeln des Tunnelers. Trotzdem war es nicht so Furcht einflößend wie die Vorstellung, die ich mir im Vorfeld davon gemacht hatte.

Man kann auch zu viel wissen. Außer dem unerquicklichen Buch des deutschen Soziologen hatte ich zur Vorbereitung auf Carels Operation die Parkinsonrichtlinien gelesen, das Dokument, in dem die medizinische Welt alle fünf Jahre festlegt, welche Behandlungsmethode als die beste gilt. Tiefe Hirnstimulation kann manchen Patienten ihr Leben zurückgeben, zumindest für ein Jahr oder eine gewisse Zeit. Die Risiken sind relativ gering – wer eine neue Hüfte oder ein neues Knie bekommt, kann sich dabei ebenso leicht Infektionen oder innere Blutungen zuziehen. Aber selbst wenn eine DBS-Operation weniger riskant ist, als man vermuten könnte, gibt es doch Risiken. Manche Patienten sind danach verwirrt und depressiv, und sie sehen Dinge, die nicht da sind. Jeder Zehnte behält

von seiner Sonde Sprachprobleme zurück. Und einige begehen Suizid.
Erleichtert, dass Carel so munter ist, erzähle ich ihm, dass Sandra mir diese Frage auch gestellt hat, schon als ich an jenem Dienstagnachmittag im September aus dem Krankenhaus zurückkam.
»Würdest du es selbst auch machen lassen?«
»Es ist erst möglich, wenn man fünf Jahre krank ist«, sage ich.
»Und dann?«
»Sofort.«

∞

Drei Monate nach der Operation parke ich meinen Wagen wieder in Carels Straße. Er erwartet mich an der Haustür. Mit vollerem Gesicht grinst er unter der Narbe auf seiner Stirn von einem Ohr zum anderen. Er streckt seine Arme aus, wie er es auch schon, kurz nachdem er aus seiner Narkose aufgewacht war, getan hatte. Schau mal, wie ruhig.
Carel rasiert sich wieder mit rechts. Er mäht den Rasen. Er repariert die kaputten Fahrradreifen seiner Söhne, setzt Kartoffeln auf, verkleckert keinen Kaffee mehr. »Und ich höre dich nicht mehr«, sagt Jolanda, »ich höre dich morgens nicht mehr schlurfen.«
Geheilt ist er nicht. Die Parkinson-Krankheit ist nicht weg, auch wenn Carel mit weniger Medikamenten auskommt. Niemand weiß, wie lange es anhält, aber er hat eine Reihe von Jahren ohne die nervtötenden Bewegungen hinzugewonnen.
Aus einer Schublade der Anrichte nimmt Carel die Fernbedienung, mit der er seinen Schrittmacher eigenhändig an- und abstellen kann. Im Krankenhaus ist das Kästchen eingestellt worden. Die Frequenz, die Spannung, die beste Kombination

der Platinkontakte. Das erfordert einiges Ausprobieren, die Suche nach der besten Einstellung, wenn die Lippe herunterhängt, wenn er ein Kribbeln spürt, wenn sich die Hand zu stark bewegt, wenn er unverständlich spricht.

»Sehr sonderbar war es«, sagt Jolanda, »als du plötzlich wieder angefangen hast normal zu reden.«

Wo willst du, dass ich beginne?

Als ihm die Pfauen auf dem Hof scharrend entgegenkamen, schloss der Besitzer des ehemaligen Nonnenklosters die hohe weiße Haustür von außen.

»Ich will nicht, dass sie drinnen scheißen«, sagte er.

Das war seine erste Regel. Die Pfauen scheißen draußen.

Die zweite Regel betraf die Stiefel. Sie standen in der kleinen Diele am Seiteneingang, hinter der Tür zum Innenhof, die er gerade geschlossen hatte. Gefütterte Stiefel, Regenstiefel, Langschäfter. Sie waren alle dort zurückgelassen worden, nachdem er eines Tages seine eigenen Stiefel dort hingestellt hatte. Auf einem Klosterschränkchen lagen abgegriffene Schriften über Theater und Fotografie. Auch um diese Bücher hatte niemand gebeten.

Ich war im Kloster, um zu schreiben. Per E-Mail hatte ich angefragt, ob das möglich sei.

»Du bist willkommen«, hatte er mich wissen lassen.

Als er diesen riesigen Konvent in den nordfranzösischen Hügeln vor sieben Jahren gekauft hatte, war er schon Theaterregisseur und Verleger gewesen. Ein Mann in den Sechzigern, fast kahl, aber noch gesegnet mit dem durchtrainierten Körper eines Tänzers. Früher war sein Kloster ein Heim für ledige Mütter gewesen, später eine Schule für Mädchen aus wohlhabenden Familien, und danach der düstere Ort, an dem ein rechtsextremer katholischer Priester eine Sekte gegründet hatte. Als eine Frau nach einer illegalen Akupunkturbehandlung gestorben war, hatte das zu einem landesweiten Skandal geführt. Die Sekte war aufgelöst worden. Ein kanadischer Eishockeyfotograf hatte das Kloster gekauft. Er hatte geplant, darin sechsunddreißig Apartments einzurichten; nach einer einzigen Musterwohnung war ihm das Geld ausgegangen.

Nun wurden mir die Regeln einer Künstlerkolonie erklärt. Wir saßen im Innenhof hinter dem Hauptgebäude, zwischen der Kapelle mit den Bleiglasfenstern und dem Flügel, in dem der jetzige Besitzer die Musterwohnung des Fotografen bezogen hatte.

»Du kommst, um zu schreiben«, stellte er fest.

»Ja.«

»Wie lange bleibst du?«

»Eine Woche.«

»Was schreibst du?«

»Einen Roman, der nie fertig wird.«

Er nickte verständnisvoll.

Er hatte schon Verrückteres erlebt.

∞

Als ich für eine Woche ins Kloster ging, kam ich mit einem Manuskript von achtzig Seiten an, schon nach drei Tagen sollte ich mit einem einzigen Satz abreisen. Seit fünfzehn Jahren hatte ich gelegentlich an einem Roman gearbeitet. Hunderte von Seiten hatte ich geschrieben, Dutzende von Versionen, die ich immer wieder seziert und letztlich weggeworfen hatte. Seit ich krank war, lief es besser. Noch nie hatte ich so viel Text wie jetzt, Szenen, die etwas zu taugen schienen, Figuren, die für mich eine Stimme hatten, einen Plot, der mir den Schlaf raubte – zu einem Thema, das mich schon lange faszinierte: die

Grenze zwischen Wahrheit und Lüge, zwischen Sein und Schein, echt und unecht, Faktum und Fiktion.
In meinem Roman macht sich ein abgehalfterter Journalist im südfranzösischen Küstenort Antibes auf die Suche nach einem uralten Maler. Ihm war zu Ohren gekommen, dass dieser Maler in seinen jungen Jahren, kurz nach dem Zweiten Weltkrieg, ein Gemälde von Jan Vermeer gefälscht hatte. Es ist der letzte Vermeer, der nicht in einem Museum hängt, sondern noch im Besitz eines Privatsammlers ist. Der Betrug war nie aufgedeckt worden.
Als der hochbetagte Maler seine Fälschung eingesteht, landet mein Journalist einen Knüller.
Er kann den Betrug auch für sich behalten.
Dann behält das Gemälde seinen Wert.

Den Maler hatte ich gut gekannt. Mein Schwiegervater hatte sein Atelier an einem Ringgraben in Rotterdam, im Dachgeschoss eines Hauses aus dem späten neunzehnten Jahrhundert. Kurz nachdem ich Sandra kennengelernt hatte, hatte sie mir gezeigt, wie das Licht dort auf Nicos Staffelei fiel, auf seine Leinwände, Bleistifte und Pinsel, die Palette und die Messerchen, die rohen Latten für die Rahmen, die er selbst zimmerte, die Plakate der Ausstellungen, in denen seine Werke präsentiert wurden, die Porträts und Stillleben.
Nico war schon seit Jahren tot.
Indem ich seine Lebensgeschichte mit den Lebensgeschichten berühmter Kunstfälscher versetzt hatte, hatte ich postum einen Betrüger aus ihm gemacht. Ich hatte Biografien, Zeitungsausschnitte, Filme und Dokumentationen gesammelt und Ordner voller Publikationen aus Fachzeitschriften angelegt. Es gab mehr Kunstfälscher, als ich es je für möglich gehalten hätte: der Niederländer, der in Frankreich verhaftet worden war,

nachdem er eine gefälschte Gouache von Karel Appel verkauft hatte, der Brite, der Werke von Rubens und Van Dyck nachgemacht hatte, bis ihm jemand auf der Straße in Rom den Schädel eingeschlagen hatte, und nicht zu vergessen der Draufgänger Elmyr de Hory, der – so der Mythos – noch vor dem Frühstück einen Picasso malen konnte.

Den abgehalfterten Journalisten konnte ich nach dem Vorbild eines fabulierenden Reporters modellieren, der eine Weile für meine Zeitung gearbeitet hatte, bis er entlarvt worden war. In dem Roman ließ ich so einen Fälscher eine Geschichte über einen anderen schreiben. Die Frage war, was für eine Wahrheit dabei ans Licht kommen würde.

Ich hatte ein Viertel des Romans, vielleicht ein Drittel.

Seit ich krank war, verdorrte das Buch nicht, wenn ich es etwas länger liegen ließ. Aber erst seit einigen Wochen war mir klar, dass ich nicht weiterkommen würde, wenn es darin nicht auch um einen Mann ginge, der sich in eine Geschichte verstrickt hatte, seine Kleider abgeworfen und sein ganzes Wohl und Wehe einem Guru in einem orangefarbenen Gewand anvertraut hatte.

Ich hatte eine Figur mitgebracht, aber eine Figur ohne Rolle.

Im Kloster wollte ich Axel in das Buch hineinschreiben.

∞

Bei meiner Ankunft, ungefähr um zwei Uhr nachmittags, hatte mir der Besitzer des Konvents ein Zimmer zugewiesen. Oben an der Treppe, im ersten Stock rechts, die erste Tür auf dem dunklen Flur. Am Ende dieses Flurs lag sein eigenes Apartment. Seine Tür stehe immer offen. Ich hatte noch nicht begriffen, dass diese Bemerkung kein höfliches Klischee, sondern ein philosophisches Credo war.

Während meines Aufenthalts durfte ich ein marmorgefliestes Bad benutzen, das noch von dem Eishockeyfotografen eingebaut worden war. Ansonsten musste ich mich mit einem durchgelegenen Bett, einem harten Holzküchenstuhl und einem kleinen Tisch unter einem festgeklemmten Schiebefenster mit Aussicht auf eine doppelte Platanenreihe begnügen. Auf dem Boden in meinem Zimmer lag weder Linoleum noch ein Teppich. In einer Ecke stand ein Schrank, in den ich auf einem Kleiderbügel ein gebügeltes Hemd gehängt hatte.

Ich hatte meinen Laptop aufgeklappt und sah nach draußen.

Es nieselte.

Ich schreibe nicht gerne, wenn es regnet.

Als der Himmel aufklarte, nahm ich meinen Laptop mit in den Hof. Ich zog die Tür hinter mir zu, um zu verhindern, dass die Pfauen drinnen schissen.

Draußen traf ich ihn wieder. Er fragte mich, was ich von seinem Kloster halte.

»Das Badezimmer ist beeindruckend.«

»Und wir haben überall Wi-Fi«, sagte er.

Ich zögerte.

»Mein Zimmer«, sagte ich, »ist etwas spartanisch.«

»Es war ein richtiger Dschungel«, setzte er an.

Das Kloster war ein Kasten so groß wie ein Schloss. Verwaiste Gänge, zweiundfünfzig Zimmer, fünfzehn Säle, die Kapelle mit Kanzel, einer Maria-mit-Kind, Kirchenbänken. Als er mit dem Makler darin herumgelaufen war, hatte er nicht den Verfall, sondern eher die Möglichkeiten im Blick gehabt. »Wenn ich mehr Geduld gehabt hätte … Ich habe zu viel bezahlt. Das Dach hatte vierzig Löcher. Und einen grässlichen Schwamm. Es war ein Verlustgeschäft.«

»Warum hast du es dann gemacht?«, fragte ich.

Über diese Frage hatte er sieben Jahre nachdenken können. Aus Dickköpfigkeit vielleicht. Sich die eigene Skepsis nicht eingestehen wollen. »Denn dann wagst du es nicht mehr«, sagte er. »Wenn dich die Königin von England heiraten will, darfst du nicht denken: Ich kann das Vereinigte Königreich nicht regieren.«
Das Kloster war zur Künstlerkolonie geworden, eher zufällig, nicht, weil er das unbedingt wollte. »Darauf war ich nicht aus«, sagte er. »Ich bin kein Menschenfreund. Ich bin ein Menschenhasser, ein Misanthrop. Und gerade deshalb habe ich es gekauft, als eine Art Therapie. Man muss all die Widerstände, durch die man sich selbst gefangen hält, aus dem Weg räumen.«

∞

Die *Municipalité* Saint-Erme-Outre-et-Ramecourt zählt noch keine zweitausend Seelen, zerstreut über drei Dörfer südlich der E 17, die von Brüssel nach Reims verläuft. Ramecourt liegt in der Nähe der Abfahrt, an der Schnellstraße und der Bahnlinie. Outre etwas weiter südlich. Saint-Erme kriecht ein Stückchen weiter oben einen dunkelgrünen Hang hinauf. Es besteht aus kaum mehr als einer Handvoll Straßen, vielleicht hundert Häusern, einer Kneipe und einer Kirche.
Und dem Kloster.
Es schien mir der passende Ort zu sein, um über Axel nachzudenken. Er jedenfalls hatte all seine Widerstände beiseitegeschoben – ich war einer davon. Zwei Jahre, nachdem ich zum letzten Mal mit ihm gesprochen hatte – »wenn du wieder zur Besinnung kommst, bist du bei mir jederzeit willkommen« –, hatte ich ihn wiedergesehen, in einer Fernsehdokumentation. Axel bei einem Gottesdienst seiner Glaubensgemeinschaft, die Arme zum Himmel erhoben, euphorisch singend, der Mann,

der sein Glück gefunden hatte und den Herrn als die unerschöpfliche Inspirationsquelle für seine Kompositionen und Texte pries.
Das kannte ich von ihm. Geklimper auf seiner Gitarre. Liedchen über einen Antihelden, den er Herman nannte. Gemeinsam mit Peter hatten wir die Texte, vom vielen Rum torkelnd, lauthals gesungen. »Kompositionen« hatte Axel sie früher nie genannt.
Ich musste schlucken, als ich die Fernsehbilder sah.
Am Morgen nach meiner Ankunft überquerte ich die Rue Haute. Ich suchte eine Stelle, von der aus ich das ganze Konvent überblicken konnte, und nicht nur die lange graue Mauer entlang der Straße bei Hausnummer 15 oder den engen Durchgang zum Innenhof mit den Platanen. Ich spazierte aufwärts, ein Stück hinter dem Kloster entlang, aber die Biegung war für einen Ausblick zu eng. Dann ging ich zurück, den Hügel wieder hinab, die paar hundert Meter bis zur dreiarmigen Weggabelung im Dorf. Geschlossene Fensterläden. Kein Hund auf der Straße. Nie konnte ich mehr als einzelne Bruchstücke von dem Kloster sehen – grau, verwinkelt, schuppig, armselig, kolossal –, die zuweilen nicht einmal zusammenzugehören schienen.
Später an diesem Morgen des zweiten Tages schenkte ich mir in der Küche des Klosters schwarzen Kaffee ein, nachdem eine Frau mit langem silbergrauem Haar mir in Englisch erklärt hatte, dass ich alles, was auf dem Tisch stand, nehmen könne. »Jeder nimmt sich, was er braucht. Und lässt da, was er entbehren kann.«
Sie sei Fotografin, sagte die Frau. Ich hatte sie schon im Innenhof gesehen, an einem verwitterten Tisch in einem Buch lesend.
»Ich schreibe«, sagte ich, um etwas zu erwidern.
Sie fragte nicht nach.

Mit dem Becher heißen Kaffees setzte ich mich an den Esstisch. Als die Britin die Küche verlassen hatte, versuchte ich sie in einem Notizbüchlein zu beschreiben: eine ältere, recht große Frau, Akzent der *Upper Middle Class*, befangen, überheblich vielleicht, auf ihre Privatsphäre bedacht, auf jeden Fall wenig mitteilsam.

Viel später würde ich zu meinem Erstaunen feststellen, dass dort in dieser gigantischen Küche auch meine kurzen Tagebuchnotizen unlesbar wurden. Gekritzel. Ich schrieb und bemerkte nicht, dass die letzten Überbleibsel meiner Handschrift schon verschwunden waren.

Spottbillig, wie der Aufenthalt in der Künstlerkolonie war, waren die Zimmer meistens besser belegt als jetzt. Theatermacher logierten hier, bildende Künstler und Komponisten, Tänzer und Choreografen, Übersetzer und Schriftsteller, die sich ein paar Tage, Wochen oder, wenn nötig, auch Monate zurückzogen. Sie bezahlten für ihren Aufenthalt nur eine Kleinigkeit, dafür hatte das Kloster weder eine Rezeption noch ein Restaurant. Ich hatte mir mein ungebügeltes Bettzeug eigenhändig aus dem Wäscheschrank geholt und backte mir selbst ein Omelett.

Es hätte sich für ihn einfach so ergeben, hatte der Besitzer mir erzählt. Als er älter wurde und beschlossen hatte, nicht mehr tanzen zu wollen, suchte er einen Ort, an dem er andere Tänzer treffen konnte. Das war die praktische Seite. Die andere war philosophischer. All seinen Besitz, das Kloster, seine Sachen, sein Apartment, teilte er. Er war zwar der Besitzer, aber er lehnte es ab, sich mit einem – wie er es nannte – »Friedhof voller toter Objekte zu umgeben, die verrotteten, weil man sie nicht nutzte«.

»Wenn man deutlich macht«, sagte er, »dass die Leute alles benutzen dürfen, deinen Stuhl, deinen Computer, deine Stiefel, wenn man zeigt, dass Teilen eine Selbstverständlichkeit sein kann, machen die anderen das auch.«
»Es wirkt wie eine Kommune«, sagte ich. Ich dachte an Axel und seine Glaubensgemeinschaft.
Das sei es nun gerade nicht.
»In einer Kommune müssen alle entscheiden. Aber hier bin ich der Besitzer. Ich mache viel, ich entscheide viel. Deshalb haben wir drei Regeln. Hinterlasse keine Spuren; auch keine künstlerischen Spuren. Eröffne den anderen Möglichkeiten: Lass sie einen Film oder eine Probe deines Könnens sehen, oder putz einen Flur. Und: Wer handelt, entscheidet.«
Die Pfauen und die Stiefel in der Diele. Entsprachen, wie mir schien, wohl Regel eins und zwei.
»Das klingt vor allem praktisch«, sagte ich.
Sein Blick sprach Bände. Ich hatte immer noch wenig begriffen.
Er wolle verhindern, dass es simpel wurde. Seine Regeln böten keine Richtung, sie widersprächen sich gerade. »Du musst jedes Mal neu entscheiden. Wenn du die Tür deines Zimmers hinter dir schließt, triffst du zwar eine Entscheidung, aber du ermöglichst anderen nichts. Denn du verschließt einen Raum, statt ihn zu öffnen. Du musst immer von Neuem darüber nachdenken. Du kannst dich nicht auf die anderen verlassen. Das Kloster verströmt noch den Geruch der reichen Ordensgemeinschaft von einst, aber es ist auch total ärmlich, karg, antiquiert. Ich bringe manchmal teure Seife mit, weil ich nicht die Vorstellung aufkommen lassen will, es handele sich nur um einen armen Künstlerhaushalt. Es ist auch reich.«
»Du sorgst gerne für Konfusion.«

»Nichts steht fest. Ich bin freundlich und ein Scheißkerl. Man kann nie wissen. Viele Künstler sind Egoisten, aber hier … sind sie viel nachgiebiger. Hier muss man sich sehr anstrengen, um ein Arsch zu sein.«

Aus der Klosterkapelle war Gesang zu hören. Religiöse Lieder. Ich saß im Innenhof an einem der Tische aus unbehandeltem, verzogenem Holz. Die Pfauen scharrten neben der Haustür. Es war der Morgen des dritten Tages.

Eine junge Frau in schwarzen Jeans fragte, ob sie mir Gesellschaft leisten dürfe. Sie sprach französisch. Ich antwortete in Englisch.

Ob ich noch Kaffee wolle, fragte sie. Dann holte sie zwei Becher. Als sie kurz darauf mit zwei dampfenden Bechern Cappuccino zurückkam und ich mich vorstellte, verschluckte sie sich prustend an dem heißen Kaffee.

Mwarrah, verstand ich.

Magda, sagte sie noch einmal.

Sie kam aus Toronto. War bildende Künstlerin, oder auf dem Weg, eine zu werden. Wie lange sie bleiben würde? Ein paar Wochen, solange sie es sich leisten könne. Sie ließ mich durch ein Skizzenbuch mit Federzeichnungen blättern, alle zeigten Details, die sie hier gesehen hatte. Einen Meter der Klostermauer, einen Treppenabsatz, einen Fensterrahmen aus Kunststoff, eine Marienstatue, einen Teller mit Essen. Keine Menschen, sagt Magda. Und auch keine Tiere. »Aber vielleicht probiere ich es mal mit einem Pfau.«

Magda fragte, was ich hier tue.

»Ich schreibe«, sagte ich.

»Das habe ich schon bemerkt.«

»Einen Roman.«

»Der nie fertig wird«, sagte sie.

Als ich sie verblüfft ansah, gestand sie, dass der Klosterbesitzer mit ihr gesprochen und ihr vorgeschlagen habe, ich solle heute Abend mitessen. »Ich koche«, sagte Magda.
Ich fühlte mich schuldig. Am Abend zuvor hatte ich in einem nahe gelegenen Dorf eine versalzene Pizza mit Thunfisch und Anchovis gegessen. Keine Lust auf Leute um mich herum, Hausregeln hin oder her.
Dann fragte Magda, wovon es handele, dieses Buch, an dem ich arbeite.
»Von einem Maler«, sagte ich.
»Keine netten Typen, diese Maler. Selbstgefällige, eitle, egozentrische Autisten, die kaum ein Wort herausbringen und trotzdem glauben, sie hätten die Wahrheit für sich gepachtet. Ich weiß, wovon ich rede. Ich gehöre selbst dazu.«
»Mein Maler hat die Lüge für sich gepachtet«, sagte ich, noch nicht in der Absicht, ihr zu widersprechen. »Er ist ein Fälscher.«
»Ist nicht jede Kunst eine Fälschung?«, fragte sie dann. »Ist nicht jede Darstellung der Wirklichkeit eine Lüge?«
»Vielleicht. Aber eine Fälschung dieser Darstellung ist dann eine Lüge im Quadrat. Ein Betrug. Deine Zeichnungen geben nicht vor, etwas anderes zu sein, als sie sind. Eine Kopie von Chagall erzeugt nur des Geldes wegen den Anschein, von Chagall geschaffen worden zu sein.«
Ich erzählte von Elmyr de Hory, dem Ungarn, der kurz nach dem Krieg in Paris Gemälde »im Stile« von Picasso geschaffen hatte. Keine Kopien, sondern »neue« Picassos. Sie wurden prompt gekauft.
»Wie viele hat dieser Ungar gefälscht?«, fragte Magda.
»Tausende, sagt man. Es muss noch immer Sammler geben, die fälschlicherweise glauben, einen echten Picasso an der Wand zu haben.«

»Vielleicht ist es besser, wenn sie das weiter glauben«, sagte Magda.

∞

An diesem Nachmittag habe ich Axel als Romanfigur an den Haaren herbeigezogen. In einem Straßencafé an der Côte d'Azur ließ ich ihn mit Herman Maling, meinem abgehalfterten Journalisten, Schach spielen. Ich hatte noch keine Vorstellung davon, was Axel in meinem Plot tun würde, wer er eigentlich war, oder wie sich die beiden getroffen hatten.

Sie sitzen an einem Tischchen unter einer Reihe Platanen. Maling hat eine Flasche Wein bringen lassen. Axels rechte Hand hängt gedankenverloren über einem Schälchen mit grünen Oliven. Sie spielen noch keine zehn Minuten, als Axel feststellt, dass das Leben vor einem Schachbrett wesentlich erträglicher ist. Die Ordnung der vierundsechzig Felder, während es doch auch etwas Sinnliches hat. Diese trägen Bewegungen, die Schultern leicht nach vorne gebeugt, einen Ellenbogen auf den Tischrand gestützt ... wie alles dann Bedeutung bekommt, jede hochgezogene Augenbraue, jedes Räuspern, wie alles andere zurücktritt, das Knattern eines Mopeds auf dem Boulevard, der Duft von Thymian und Seebarsch und weißem Burgunder.

Ich dachte mir, dass Axel nun mit einem ironischen Lächeln sein Glas heben sollte.

»Und dann«, sagt er, »erstarrst du – als ob in diesem Moment Figuren blindlings verschoben und ausgetauscht würden wie alte Versprechen. Du schaust verdattert auf, ein Läufer am Rand sucht den freien Raum und eine kurze Rochade bringt die Stellung zum Kippen, alles beginnt wieder von Neuem, der

Austausch von Vermutungen, Erinnerungen, Hypothesen und Hoffnung.«

»Genau wie beim Sex«, grinst Maling. »Es kann sich in jede Richtung entwickeln, oder? Die Möglichkeiten sind unendlich.«

»Wer das denkt«, reagiert Axel, »hat nichts von dem Spiel begriffen, und noch weniger von der Unendlichkeit. Dass wir es mit unserem Verstand nicht erfassen können, bedeutet nicht, dass das Spiel kein Limit hat. Unendlichkeit ist etwas anderes.«

Maling heuchelt Interesse. Dieser Axel ist ein selbstgefälliger Lackaffe, aber vielleicht braucht er ihn noch.

Er schreibe darüber ein Buch, sagt Axel. Über die Null. Die Null als gedankliches Konstrukt, als philosophisches Dogma. Als Torwächter der Unendlichkeit.

Nun wird es Maling doch zu bunt. Wieso die Null? Diese Null ist doch gerade das Gegenteil von Unendlichkeit?

»Das denkst du«, sagt Axel. »Erst dank der Null haben wir die Unendlichkeit kennengelernt. Sie kommt aus Indien, die Null, wo ›nichts‹ und ›Leere‹ schon seit tausenden von Jahren vertraute Konzepte sind. Wir wollten uns da lange nicht heranwagen, weil unser allmächtiger Gott doch unmöglich das Nichts geschaffen haben konnte. Und wir waren dafür zu praktisch eingestellt. Der mittelalterliche Mensch, der seine Schafe zählte, begann mit einem Schaf. Wenn er keine Schafe hatte, zählte er nicht.«

»Die Null ist die Null«, sagt Maling schulterzuckend. »Seit der Schöpfung unverändert. Schön rund geblieben. Nichts mehr dran zu ändern, würde ich sagen.«

»Wenn das mal wahr wäre«, seufzte Axel. »Die alten Inder haben sich auch Gedanken über das Rechnen mit der Null gemacht. Dass null geteilt durch zwei wiederum null ergab. Sie behaupteten auch: Zwei geteilt durch null ergibt null. Was Unsinn ist. Es ist nicht möglich, durch null zu teilen. Das bringt nichts. Als wir das verstanden hatten, gab es kein Halten mehr. Wir verständigten uns darauf, dass etwas gegen null gehen kann, dass man etwas endlos teilen kann, ohne ›nichts‹ übrig zu behalten. So haben wir das Unendliche integriert …, um der Mathematik und einer Handvoll naturwissenschaftlicher Gesetze Gültigkeit zu verleihen.«

»Was ist daran denn verkehrt?«, fragt Maling.

»Die Entzauberung«, sagt Axel verträumt. »Sie sagen, Teilen durch null sei nicht möglich, weil man sonst alles beweisen könne: dass ich ein Schimpanse bin und dieser Schimmelkäse ein buddhistischer Mönch. Aber das ist ein Trick, an den wir ebenso gerne glauben möchten wie an den Magier, der ein Mädchen in einem Stahlkäfig verschwinden lässt oder ein Kaninchen aus einem Briefumschlag hervorzaubert. Dass etwas gegen null gehen kann, ist ein Hirngespinst. Ein Mythos. Wir arbeiten damit, weil wir nichts Besseres haben. So sorgen wir dafür, dass unsere Existenz einigermaßen erträglich bleibt.«

Axel rückt einen weißen Bauern auf a7 vor.

»Mathematische Präzision«, sagt Axel, »eine Dreistigkeit ist das. Die Null ist nicht mehr und nicht weniger als eine Notlüge.«

∞

Magda fragte, ob ich die Hühnerfilets, zwei Kilo aus dem Supermarkt Carrefour, in Stücke schneiden könne. Ich sagte allerdings nicht, dass ich bei solchen Arbeiten manchmal sabbere.

In der Küche des Klosters half ich ihr bei einem Schmorgericht. Ich schnitt das Hühnchen klein und suchte nach den Pflaumen, die ich besorgt hatte.

»Bist du gläubig?«, fragte Magda.
»Ich glaube nicht«, sagte ich.
Sie schälte Knoblauchzehen.
»Mein Vater war Pfarrer«, sagte Magda. »Als ich sechzehn wurde, entschied ich mich dafür, nicht in den Himmel kommen zu wollen. Der Himmel ist langweilig. Man trifft alle wieder, die man schon kennt. Und bestimmt haben sie dort kein Wi-Fi.«
»Das muss schmerzlich gewesen sein. Für deinen Vater.«
»Ach nein, er versteht das. Mein Vater erstellt schon seit zehn Jahren einen Podcast aus seinen Predigten. Der hält es keine Stunde ohne Internet aus.«
»Du gehst nicht mehr in die Kirche?«
»Nicht mehr, seit ich zu Hause ausgezogen bin.«
»Und Gott ist tot.«
Magda nahm mir das Hühnerfleisch aus den Händen.
»Das nun auch wieder nicht.«
Sie goss Essig und Wein über das Huhn und die getrockneten Pflaumen in der überdimensionalen Auflaufform, fügte grüne Oliven und Kapern hinzu, braunen Zucker, Salz und Pfeffer und eine beunruhigend große Schale ganzer Knoblauchzehen.
»That will keep the devil away«, sagte Magda.
Nachdem sie das Huhn in den vorgeheizten Ofen gestellt hatte, setzten wir uns an den langen Tisch. Der genug Platz für zwanzig Esser bot, mehr, als diese Woche im Kloster zu Gast waren. Wir tranken unser erstes Glas Rotwein.

»Also du denkst, dass allein die Wirkung der Kunst zählt?«
Der Mann, der abends neben mir saß, ein Österreicher, hatte zugehört, als Magda von unserem Gespräch am Nachmittag erzählt hatte. Ich hatte nicht viel gesagt, mehr Rotwein getrunken, als vernünftig war, und mich willig den Gebräuchen des

Klosters gefügt. Wir hatten eine Mahlzeit ermöglicht. Wir würden das Durcheinander aufräumen. Und ich hatte beschlossen, dass ich hier ohne Weiteres mal einen Abend gesellig sein konnte.
»Es geht bei Kunst darum, was sie bei dir auslöst«, sagte ich.
»Das ist so eine proletarische Siebzigerjahre-Idee«, sagte der Österreicher. »Wenn ich weiß, dass ein Gemälde gefälscht ist, löst es weniger bei mir aus.«
»Wenn dieses Huhn kein Huhn wäre, sondern ein klein geschnittener Spatz, und du es nicht wüsstest …, würde es dir dann weniger gut schmecken?«
»Das ist keine Antwort, sondern eine Frage.«
Ich nahm einen Schluck. Und nickte. Ich war mir nicht sicher, ob Spatz das richtige deutsche Wort für das niederländische »mus« war. Es hörte sich zu fröhlich an. »Vielleicht«, sagte ich, »steht nicht zur Frage, ob allein die Wirkung zählt, sondern welche Wirkung, und für wen.« Das war, wie ich fand, tiefsinnig genug.
Um das Thema zu wechseln, fragte ich den Österreicher, was er an diesem Tag getan habe. Es sollte sich interessiert anhören. Experimentelles Bewegungstheater, sagte er. Mit einer Gruppe aus Graz. Sie kämen jedes Jahr ein paar Wochen hierher. Ich nickte, hielt meinen Kopf schräg, als würde ich aufmerksam zuhören, legte Messer und Gabel ab, um zu zeigen, dass ich wirklich ganz Ohr war, und schenkte ihm noch ein Restchen Wein ein. Als jemand von irgendwoher eine neue Flasche brachte und der Österreicher schwieg, stellte ich die gleiche Frage den beiden Gästen, einem Mann und einer Frau, mit denen Magda auf der anderen Seite des Tisches schon den ganzen Abend im Gespräch war. Auch sie begannen zu erzählen: Wo sie herkamen, wie lange sie blieben und was ihr Metier war – Details, die ich sofort wieder vergaß. Es war wie ein

Spiel, eine Art Reihumgespräch, bei dem ich wie von selbst in die Rolle des Interviewers glitt.
»Du tanzt, das sagtest du schon. Aber was hast du heute getan? Wo warst du etwa um halb zwei heute Nachmittag? Und mit wem?«
Dann begann es den anderen am Tisch – wir waren insgesamt dreizehn Personen – aufzufallen, was ich tat. Alle Gespräche verstummten, außer diesem: meine Fragen, ihre Antworten. Weil jeder zuhörte, machte ich am Tisch die Runde. And how was your day?
Als ich bei der britischen Fotografin ankam, schob sie ihren Teller mit Couscous und Hühnchen entrüstet zur Tischmitte hin. Sie fand meine Frage offensichtlich impertinent, aufdringlich und respektlos »It's actually none of your business.«
»Good point«, reagierte Magda, bevor ich etwas sagen konnte.
»You're quite right«, sagte ich lachend. Es ging mich in der Tat nichts an. »Aber ich dachte, es sei schön, wenn wir unsere Geschichten teilen könnten.«
Dann schob die Britin ihren Stuhl nach hinten. Sie stand auf und ging ohne ein Wort hinaus.

∞

Ob ich diese letzte Nacht im Kloster gut geschlafen habe, weiß ich heute nicht mehr. Mit einer kleinen Gruppe – Magda, dem Österreicher, der mehr Interesse für ihre Zeichnungen aufbrachte als ich, und zwei jungen Franzosen, die ich nicht verstehen konnte – war ich in einem Nebenzimmer zwischen der Diele und der Kapelle gelandet. In dem Zimmer lag kein Boden – dieser Schwamm hatte, wie ich vermutete, nicht nur im Dachboden gesteckt. Daher saßen wir einen halben Meter tiefer auf dem Zwischenboden. Es war offenbar das Zimmer, in

dem Rauchen erlaubt war. Wir tranken den Rest Wein, während ein Joint die Runde machte.
Ich war bei Weitem der Älteste und hatte wohl als Erster die Waffen gestreckt.
Verkatert wurde ich wach. Eier. Gebratener Speck. Kaffee. Das würde mir helfen, den Morgen zu überstehen.
Die Espressomaschine in der Küche, in der irgendjemand – ich nicht – das Durcheinander vom Vorabend beseitigt hatte, spuckte Kaffee aus, als die britische Fotografin hereinkam. Leichenblass sah sie mich an. Ich wollte »good morning« sagen, aber mein Mund war zu rau, die Zunge klebte mir am Gaumen. »You are a prick«, sagte die Frau.
»Excuse me?«, brachte ich hervor.
»How could you be so patronizing?«
Ich muss etwas gestammelt haben. Dass es doch ein schöner Abend war. Dass ich sie nicht vor der ganzen Gruppe zur Rechenschaft hatte ziehen wollen. Dass ich es nicht so gemeint hätte.
»Asshole.«

Ich habe den Kaffee in mein Zimmer mitgenommen. Ich habe meinen Laptop aufgeklappt. Es regnete. Ich setzte mich an den Roman, der nie fertig wurde. Und tat, was ich schon so oft getan hatte: Ich begann zu streichen. Weil ich endlich begriff, dass ich Axel die Leviten gelesen hatte, als ich ihm hätte zuhören sollen, dass ich noch Komödie spielte, als es ihm schon bitter ernst war – ein Arsch zu sein, war gar nicht so schwer.
Mein Gedächtnis ist brackig, ein Watt mit vereinzelten Sandbänken. In gleichem Maße klar, detailliert und vollständig waren Axels Erinnerungen. Manchmal denke ich, dass wir uns dadurch entfremdet haben. Was mir durch die Finger glitt, was ich vergaß, obwohl ich es behalten und bewahren sollte,

schleppte er mit sich herum. Und wenn man mit der Vergangenheit so unterschiedlich umspringt, teilt man nach einer gewissen Zeit keine Vergangenheit mehr.

Zuerst strich ich die Passagen an der südfranzösischen Küste. Unter diesen Platanen hatte ich nicht Axel zum Vorschein gebracht, sondern höchstens den Mann, der ich selbst war und der ich nicht sein wollte. Ich begriff noch immer nichts von Axels Fiktion, hatte ihr aber nichts Besseres als die Null entgegenzuhalten, das Nichts, das sich die Unendlichkeit einverleibt, die Leere und den Zufall.

Ich löschte den Rest, von hinten nach vorne. Ich klappte meinen Laptop zu, stopfte meine Sachen in meine Reisetasche und dachte daran, dass ich dieses eine Hemd nicht vergessen durfte, als die Britin in meiner Tür erschien. »Du reist ab«, stellte sie fest. Ihre Stimme zitterte.

»Ich bin fertig damit«, muss ich in ungelenkem Englisch gesagt haben.

»I'm sorry. Du musst nicht weggehen.«

»Sure I do.«

Wieder im Wagen, auf der E 17 Richtung Brüssel, fragte ich mich, wie es weitergehen sollte.

Ich hatte einen einzigen Satz stehen lassen.

In ihm war alles enthalten. Der Anfang eines anderen Buches. Keiner Fiktion. Dieses Buches.

Ich hatte Axel noch etwas zu erklären.

»Wo willst du, dass ich beginne?«

Alles ist anders

Aus der Umkleidekabine, beim Vereinslokal links um die Ecke, kommt ein schlaksiger Junge mit einem blassgelben Käppi und dem grauen Overall eines Platzwartes. Er sieht mich misstrauisch an. Was will dieser Mann in diesem dunklen Anzug an einem trüben Mittwochmorgen hier?
»Vor vierzig Jahren habe ich hier Fußball gespielt«, sage ich.
»Oh«, sagt er. Er kann es kaum glauben. Und es kümmert ihn nicht die Bohne.
Ich wende meinen Blick zum Hauptspielfeld und zur Anzeigetafel des Sponsors, der Bodega-Bar *The Hide Away.* Vor den Trainerbänken auf der gegenüberliegenden Seite zieht ein anderer Mann die weiße Linie mit Kreide nach. Hinter ihm liegt das zweite Spielfeld, auf dem wir damals trainierten. Ein Platz, der an sich schon sumpfig war. Wenn es zu schlimm wurde und das Wasser auf den kahl getretenen Stellen stehen blieb, lief meine Mannschaft zum Tor hinaus. Dauerlauf. Im Trab durch die Dunkelheit.
Ich verabschiede mich von dem Platzwart, spaziere durch das Tor nach draußen, überquere die Straße und gehe in das Viertel, in dem ich aufgewachsen bin.
Nichts ist anders.
Das ist die Südstadt von Rotterdam. Die frühere Bauernseite am linken Ufer. Die Leute, die hier wohnten, waren anders. Sturer und misstrauischer. Leute von den Inseln, die zum

Arbeiten in die Stadt gezogen waren, wie meine Großeltern. Meine Eltern glaubten für kurze Zeit, sie könnten in einer Etagenwohnung im Stadtzentrum heimisch werden. Von dieser Obergeschosswohnung, in einer schmalen Straße hinter einer imposanten Allee, ist mir nur die Zinkwanne mit dem lauwarmen Wasser in Erinnerung geblieben, in dem uns meine Mutter gewaschen hat. Es muss meine frühste Erinnerung sein; ich war noch keine drei Jahre alt. Als meine Eltern das Stadtzentrum überstürzt wieder verließen und in die Südstadt, in dieses Sechzigerjahreviertel mit Flachdächern, zurückkehrten, ist diese Wanne nicht mit uns umgezogen. Zwischen den Häusern und den zweihundert Meter entfernten Bahngleisen lagen zuerst noch Äcker, auf denen Bohnen angebaut wurden, und Kartoffeln. Bis man den letzten Bauer ausbezahlte und Sportplätze anlegte.

Die Häuser gegenüber diesen Plätzen sind heute kleiner. Die Leute auf der Straße älter. Die Gleise sind, seit der Rangierbahnhof verlegt wurde, stiller. Die Kreisverkehre sind größer, die Bodenschwellen höher – als sie damals schon waren. Um die Grundschule, gegenüber dem Eckhaus in Nummer 16, zieht sich heute ein solider Zaun, wo früher dichte Sträucher mit scharfen Dornen standen. Noch einmal drücke ich den braunen, durchnässten Ball, den ich beim Fußballverein abgestaubt hatte, vor mir durch die Hecke und kicke im strömenden Regen mit einem Nachbarjungen stundenlang gegen die Brandmauer des Schulgebäudes.

Völlig verdreckt komme ich nach Hause.

Meine Mutter steht in der Tür. »Ausziehen und duschen.«

Alles ist anders.

Auf der Suche nach Erinnerungen schlendere ich eine Stunde gedankenverloren durch den Arbeiterbezirk. Am Pflegeheim vorbei, wo sich früher die Turnhalle und der Platz mit der

Sprossenwand und dem Schwebebalken befand, vorbei an kleinen, weißen säuberlichen Namensschildchen – ich erkenne nur die Familie Bronkhorst in Nummer 8 wieder –, an den Seniorenwohnungen entlang, deren schmuddelige Giebel nun endlich abgespritzt werden.
Ich erinnere mich an mehr, als ich glaubte vergessen zu haben. Aber wann hat das Vergessen eigentlich begonnen? Ist mein Gedächtnis wirklich so marode, hilft es mir, Szenen festzuhalten, oder wirkt sich das gerade ungünstig aus? Und was ist eigentlich dieses Vergessen? Welcher unanständige Mechanismus entscheidet denn, dass ich mich heute zwar an den Namen dieses Nachbarjungen (Gert) erinnere, ebenso wie an den seines älteren Bruders (Piet), aber nicht an den Namen ihrer kleinen Schwester – enge Jeans, langes blondes Haar, ein Schlafzimmer, das meinem gegenüberlag und zu dem ich stundenlang hinstarren konnte –, mit der ich im Zug einen Tag zum Dreiländereck fuhr und keinen Schritt weiterkam?
Anne? Lieschen? Anneliese?

∞

»Wie geht es dir jetzt?«, fragten mich Freunde vor Kurzem.
»Wesentlich besser. Keinerlei Beschwerden. Bin wie neugeboren.«
Das antwortete ich jedoch nicht.
Denn es geht mir nie wesentlich besser. Und auch nie wesentlich schlechter. Ich habe »gute« Tage und »weniger gute Tage«.
»Stetig bergab«, antworte ich meistens, wenn sie lange genug nachbohren.
»Aber wie geht es dir denn genau?«
Stell dir vor, sage ich.

Stell dir vor, dass du eines Tages die Seite der Zeitung nicht mehr umblättern kannst. Dass du sabberst, während du dastehst und pinkelst. Dass du den Geruch vom regennassen Haar einer Frau nicht wahrnimmst. Dass du eine herzhafte Tomatensuppe kostest, aber über ihren Geschmack kaum mehr zu sagen wagst, als dass dieses rote Wasser salzig und warm ist und wahrscheinlich Tomaten darin verarbeitet wurden – denn du schmeckst nur noch salzig, sauer, süß, bitter und umami, die Grundgeschmacksrichtungen der Zunge. Für subtilere Geschmäcker muss man riechen können.

Ich richte meine Tage nach seltsamen Zeiten aus – warum sollte ich auch nicht um Viertel nach fünf wach sein? Die Party einer Freundin verlasse ich, wenn ich nicht mehr stehen, aber noch gehen kann. Beim Gehen kribbelt mein linker Fuß. Wenn ich stillstehe oder schlendere, zieht sich ein bohrender Schmerz von meiner linken Fußsohle bis hin zu meinem Knie und manchmal über meine Kniesehne in den unteren Rückenbereich, alles links natürlich, als ob diese Hälfte meines Körpers gestern einen Marathon gelaufen wäre, während die rechte Seite hinter den Absperrgittern zugesehen und applaudiert hätte.

Hin und wieder renne ich *nicht* gegen einen Türpfosten.

Wenn ich mir abends auf dem Sofa eine Fernsehsendung anschaue, wankt mein Kopf hin und her, wie der eines Wackeldackels auf der Hutablage. Jeden Abend, meistens schon zu Beginn der Acht-Uhr-Nachrichten, kullert mir eine Träne aus dem Augenwinkel; auch die Motorik meiner Augenlider gerät durcheinander, ich blinzele nicht, wenn ich blinzeln sollte, und wenn die Luft trocken ist, kompensieren diese Tränen die fehlende Feuchtigkeit – ich weine trockenen Auges.

Mit der Linken bekomme ich den Autoschlüssel nicht ins Schloss. Und die Gabel nicht unter den Curryreis. Zunächst stand der Zeigefinger der linken Hand ständig hoch. Dann begann er sich auf und ab zu bewegen. Später verkrampfte sich die ganze linke Hand zu einer Klaue, ähnlich dem Gartengerät, mit dem man Unkraut jätet. Mit dieser Klaue versuche ich manchmal ein Glas Weißwein anzuheben – zwischen Zeige- und Mittelfinger meiner rechten Hand halte ich eine Zigarre. Ich rede der linken Hand ermutigend zu: »Nur ruhig, mach mal.«

Es gelingt mir, wenn der Durst stärker ist als der Spasmus – was Gott sei Dank immer noch der Fall ist.

Wenn ich zwei Gläser Weißwein aus der Küche ins Wohnzimmer trage, kleckere ich mit links, wobei ich kurz zuvor schon das Gefühl habe, gleich zu kleckern. Sandra schaut mich mit hochgezogenen Augenbrauen an, als läge es am Wein, aber manchmal weiß die eine Hand einfach nicht, was die andere tut. So ist mir auch schon eine kabellose Maus aus den Händen geglitten. Eine Suppenschale. Zwei Gläser. Und schon dreimal ist mir das Display meines Telefons auf den Platten im Garten zerbrochen. Zweimal musste ich wegen eines neuen iPad-Bildschirms zum »Telefontürken« – der eigentlich überhaupt kein Türke ist. Ich habe Teller, Futternäpfe für die Katze und einen Aschenbecher demoliert. Und einmal ließ ich meinen Laptop hart auf die Terrasse knallen. Immer wieder überrascht es mich, noch bevor Glas und Geschirr mir aus den Händen gleiten und ich schon weiß, dass sie fallen werden.

Oh Mann. Ja. Das ist natürlich wahr:

Dinge zerbrechen, ebenso wie Menschen.

∞

Wochenlang klebte der überflüssige Speichel an meinem Zäpfchen, wie ein fettiger Film auf einer Autoscheibe. Langsam und fast unmerklich verzog er sich und es wurde etwas besser, wie alles, seit ich die neuen Pillen schlucke. Das linke Bein spielt wieder mit. Der Fuß kribbelt nicht mehr. Die Tage werden länger. Ich warte auf den Frühling.

Ich schlucke nun seit anderthalb Wochen »Requip Modutab«, mit dem Wirkstoff »Ropinirol«. Mein Neurologe will mich nicht noch mehr Levodopa nehmen lassen. Denn das Risiko von Nebenwirkungen – Carels nervöses Herumgezupfe und Gefummel – wird sonst zu stark. Dieses Requip, helllila, oval, vier Milligramm, einmal täglich, bewirkt in etwa das Gleiche wie Levodopa: Es beseitigt, über einen Umweg, meinen Mangel an Dopamin. Der Beipackzettel liest sich wie die Synopse eines Krimis. Von Requip selbst kann man auch überbeweglich werden. Es kann zu Übelkeit kommen. Zu extremer Schläfrigkeit – die Somnolenz genannt wird. Zu Ohnmacht, Wahnvorstellungen und Paranoia.

Das Medikament ist das Fabrikat eines Pharmagiganten, der einem Mann, der Requip sieben Jahre eingenommen hatte, eine Entschädigung in Höhe von zweihunderttausend Euro zahlen musste, nachdem dieser sein Vermögen verzockt und sich als Frau verkleidet auf die Suche nach bezahltem gleichgeschlechtlichem Sex gemacht hatte. Als er mit der Einnahme begonnen hatte, waren die Nebenwirkungen des Medikaments zwar schon bekannt gewesen, sie waren aber noch nicht auf dem Beipackzettel vermerkt worden.

»Ich rate Ihnen, diesen Text gut zu lesen«, sagte mein Neurologe.

Bei weniger als einem von hundert Parkinsonpatienten treten laut Beipackzettel Probleme mit dieser merkwürdigsten aller Nebenwirkungen auf: einer Kauf-, Spiel- oder Sexsucht. Bis das Gegenteil erwiesen ist, gehe ich davon aus, dass ich zu der überwiegenden Mehrheit gehöre und mein Neurologe mir nichts vorgaukelt, wenn er mich mit der Bemerkung zu beruhigen versucht, Zwangsverhalten trete vor allem bei jüngeren Patienten auf.

»Ich bin dafür also schon zu alt«, folgerte ich.

Dem widersprach er nicht.

∞

Mein wässriges Gedächtnis. Wir behalten, las ich, von allem nur das erste Mal in Erinnerung. Mein erstes Fahrrad – und wie es einfach mittendurchbrach, als ich bei *Het Blauwe Winkeltje* den Außendeich überquerte. Mein erstes Trikot und meine ersten Fußballschuhe, als ich Mitglied in dem Verein auf der anderen Straßenseite werden durfte – Samstagsamateure, die Sonntage waren der Kirche vorbehalten. Meinen ersten Meisterschaftskampf in der A-Jugend – auswärts gegen Excelsior – verloren. Mein erstes Mal, im Wasserschutzgebiet der Dünen.

Wir prägen uns etwas ein, weil wir anderes vergessen. Wenn nichts verloren ginge, hätten wir keine Erinnerungen, sondern nur die reinste Verwirrung. Die Initiation bleibt hängen. Der erste eigene Artikel in der Zeitung, der erste Vollrausch. Die Routine verflüchtigt sich. Von jedem anderen Mal verschwimmen Umrisse, Zeit und Ort, Geruch und Geschmack. Von ihnen schlummert in uns höchstens noch etwas: das blasse Wissen, dass du jeden Mittag mit Gert auf der Wiese einen Ball gegen die Brandmauer gekickt hast, jeden Tag am Park und am Schwimmbad entlang zur Schule geradelt bist, in jeder Pause mit Axel um einen Zehner Siebzehnundvier gespielt hast und er meistens gewonnen hat.

Ich erinnere mich an Worte, nicht daran, wer ich war, sondern daran, wer ich geworden bin. Ich erinnere mich an die Geschichte.

Einen Teil meines Lebens habe ich mit Warten zugebracht. Ich warte gerne. Es gehört zu meinem Metier, dieses Herumtigern, Hin-und-her-Laufen, Rumhängen. Man wartet auf das Zitat eines Politikers, die durchsickernde Information eines Whistleblowers, man wartet, bis man endlich zurückgerufen wird. Danach wartet man auf die Belohnung: einen ersten Satz, der stark genug ist, andere Sätze ins Schlepptau zu nehmen, auf eine Eingebung, eine Metapher, die wirklich mal etwas taugt, eine anschauliche Szene, mit der man nicht mehr gerechnet hat. Auf einen Anfang und ein Ende. Und auf einen Plot dazwischen.

Eine Geschichte.

Kürzlich las ich meinen Namen, Hendrikus Blanken, von einem Trauerrand gerahmt, auf einer Website mit bunten Bannern für »preiswerte Grabsteine« und die »Beerdigungs-Infohotline«. Ich war am 8. Juli nach einer glänzenden Laufbahn als Spezialist in Mess- und Regeltechnik gestorben; zuletzt war ich Direktor und Eigentümer einer GmbH gewesen, die meinen Namen trug. Auf der Website sah ich blinkende Hinweise auf eine andere Website zur Digitalisierung von Friedhofsbelegungen und auf die »Freunde-Lotterie« zur Unterstützung sozialer Projekte. Man konnte dort ein YouTube-Filmchen uploaden oder eine »Lebensgeschichte« hinterlassen. Von mir war »noch keine Lebensgeschichte verfügbar«.

Wir sind Geschichten – schon zu Lebzeiten. Wir sind das, was wir uns selbst erzählen, was wir uns einprägen wollen oder nicht vergessen können, weil es uns nicht in Ruhe lässt. Solange wir leben, schreiben wir diese Geschichte neu. Ob wir uns verlieben, uns an ein Leiden gewöhnen müssen oder von Gott berufen werden. Wir kürzen sie, möbeln sie auf und tun alles, um ihre Glaubwürdigkeit zu wahren – obwohl sie von sinnloser Willkür zusammengehalten wird. Wir glauben, unsere Geschichte sei die Wahrheit, dabei ist sie bestenfalls eine haltbare, zur Dosenkonserve eingedickte Version dessen, was uns widerfahren ist.

Unsere Fähigkeit, Geschichten zu erzählen, ist Segen und Fluch zugleich. Sie unterscheidet den Menschen von anderen Kreaturen. Tiere erzählen keine Geschichten, Tiere haben keinen Sinn für Anfang, Mitte und Ende, so wie sie auch keinen Humor, keine Skepsis oder keinen Zynismus kennen und die Eleganz eines Hühnchens mit Pflaumen und Knoblauch nicht zu schätzen wissen. Tiere haben keine narrativen Fähigkeiten: Sie wissen weder, wo alles begonnen hat, noch, dass sie endlich sind.

Wir sind uns dessen sehr wohl bewusst. Jedes Mal, wenn wir etwas vergessen, jedes Mal, wenn etwas verschwindet, werden wir daran erinnert – das ist der Fluch. Wenn die Zeit naht, in der wir selbst verschwinden, können wir hoffen, dass vielleicht eine Geschichte zurückbleibt. Das kann man unter Seele verstehen, denke ich, diese fragile, immer wieder neu geschriebene, widerrufene und mäandernde Geschichte, an der wir stets wieder ansetzen, bis sie als Erinnerung mit anderen Geschichten zusammenfließt. Welch ein Segen.

∞

Ich bin kein Marathonläufer. Ich wäre höchstens gerne einer gewesen. Drahtig, durchtrainiert, fit. Ich bin oft genug über windige Schlafdeiche gelaufen, um das ätherische Gefühl der Leere zu kennen, die Euphorie, die sich in die Schritte schleicht, wenn es scheinbar noch wie von selbst läuft, und der saure Schmerz, wenn es damit vorbei ist.

Zum Tor hinaus. Traben durch das Dezemberdunkel. Der Dauerlauf, wenn der Trainingsplatz wieder einmal zu nass oder zu vereist war. Mit unserem ganzen Team durch den leicht hügeligen Park aus dem Vorort hinaus, über Polderwege und an Rübenfeldern vorbei, bis zur Schiffswerft *Boele*, dem alten Friedhof und der Hafenmole mit der Fähre, und schließlich den steilen Fahrradweg der Brücke hinauf, wo einem der Geruch des brackigen Flusswassers in die Nase drang, dann die letzte Kehre und wieder zurück.

Schon nach hundert Metern lief ich hinter den anderen her. Ich kam als Letzter an. Aber ich erinnere mich noch, wie ich mir den Kopf leer lief, wie ich meine Schritte abspulte, während mir der Wind in die Luftröhre schnitt, wie ich meinem Atem oder dem Rascheln meiner Regenjacke lauschte. Ich weiß, wie es sich anfühlt, wenn man den Schmerz in seinen Beinen auszublenden versucht.

Was mir heute, fünfunddreißig Jahre später, widerfährt, fühlt sich an wie ein Marathon.

Parkinson erfordert einen langen Atem. Man verteilt seine Kräfte über Anfang, Mitte und Schlussteil – wie die Elemente eines Plots über eine Geschichte. Auf den ersten fünf Kilometern sucht man den richtigen Rhythmus. Dann folgt der ruhige Teil der Strecke. Auf ihm gibt es keine Absperrgitter mehr, kein Beifall klatschendes Publikum. Es beginnt zu nieseln. Dir tun die Beine weh, aber das ist nicht so schlimm, denn du bist noch begierig, neugierig, klar.

Nach den nächsten fünf Kilometern summieren sich die Zwischenzeiten. Dann beginnst du dem Ende mit Furcht entgegenzusehen, der Kurve mit dem doppelten Anstieg und dem letzten unglaublichen, sprachlosen Stück bis zum Finish, der Kabine neben dem Vereinslokal.

Bart, Hund, Kopf, Schwan

An einem Tag im Spätsommer 2013 verirre ich mich in der Sprache. Das passiert mir, als mich die Psychologin im Krankenhaus auffordert, fünfzehn Wörter im Gedächtnis zu behalten.

Bart, Hund, Kopf, Schwan. Und so noch elf weitere.

Die Psychologin ist eine freundliche, etwas förmliche Frau mittleren Alters. Um ihren Hals trägt sie ein Kettchen mit einem Amulett. Die fünfzehn Wörter, die ich mir merken soll, liest sie immer mit genau den gleichen, eingeübten Pausen dazwischen vor, jedes Wort mit genau gleich starker Betonung – solide, unumstößlich.

Bart. Hund. Kopf.

Wie ein Mantra klingt es. Als ob etwas beschworen werden solle. Monoton wie die mechanische Stimme eines Telefonmenüs: »Drücken Sie die Neun, wenn Sie zurückkehren möchten ...« Fünfzehn Wörter, die allmählich ineinander verschwimmen, wie die Töne von Aquarellfarben auf einer Palette.

Band. Wurst. Schopf.

Fünfzehn kleine Wörter ... was soll's, sage ich mir, wenn mal eines oder zwei fehlen ... Aber schon bevor die Psychologin halbwegs damit durch ist, habe ich den Faden verloren. Mit jedem weiteren Wort der Reihe verblasst das vorangehende, als würde ich die Spur aus Brotkrumen selbst aufessen.

Wahn. Mund. Fahrt.

Mir bricht der Schweiß aus. Meine Schläfen pochen. Meine Ohren glühen. Macht sie das absichtlich? Legt dieses Weib es darauf an? Sie muss fast schon damit fertig sein, als ich zu glauben beginne, dass die Tischplatte aus Resopal gleich hochschnellen und sich die Hexe mit dem glänzenden Yin-und-Yang-Kettchen vorbeugen und meine klammen Hände packen wird, um meine Lebenslinien zu lesen und Schwan-Schwan-Schwan murmelnd all meine Dämonen heraufzubeschwören.

»Das waren sie«, lispelt die Psychologin.

Die fünfzehn einsilbigen Wörter hatten da schon längst ihre Bedeutung eingebüßt. Die meisten habe ich nicht verstanden. Ich spürte sie nicht. Konnte sie nicht berühren. Dunst waren sie, von dem mir meine Brillengläser beschlugen. Nichts hatten sie mehr gemein mit Gesichtsbehaarung, meinem Haustier, meinem hin und her schwankenden Haupt oder dem mächtigen Schwan, den ich im Polder gesehen hatte. Und gerade deshalb, weil ich das nicht aushielt, weil ich es nicht ausstehen konnte, dass es entschwand, erinnere ich mich bis ins kleinste Detail daran, wie wir eines Sonntags unsere Straße hinuntergingen – die hohen Eichen standen in vollem Grün, die Rhododendronsträucher im Blütentaumel –, am Kirchengehöft der strenggläubig-reformierten Gemeinde und den letzten Häusern jenseits unserer Straße entlang, durch das Pendelgatter und über das Viehgitter, in den endlosen, sumpfigen Polder mit seinen Gräben und kleinen Deichen, dem Polder mit den Butterblumen und Disteln, mit Ufersegge und Bronzeschleier und dem kleinen umzäunten Sumpfwald aus Erlen um einen alten Entenfang.

Beim halb verwesten Kadaver seines Lebenspartners haben wir ihn an diesem Morgen gesehen – groß und stattlich, drohend und ratlos.

Schwan.

Ein Wort. Die anderen sind wie alte Polaroids, verblasst und vergilbt zu weiter nichts als Abstraktionen wie »Glück« oder »Luft« oder »Gott« oder »Text«.
Die Psychologin bittet mich, möglichst viele Wörter aus der Reihe zu nennen.
»Bart«, sage ich. Und »Hund«.
Ich atme tief ein. Wische mir die Hände an meinem Pullover ab.
»Und Kopf. Und Schwan.«
Ich beeile mich, als ob mir der Rest auf der Zunge läge.
Bei Schwan bleibe ich stecken.
Dazu sagt sie nichts, die Psychologin. Es ist kein Beinbruch. Sie lässt mich etwas Simples mit Quadern, Dreiecken, Linien und Zahlen tun. Bevor sie mich bittet, diese Reihe von eben noch einmal aus dem Gedächtnis hervorzukramen.
Es geht nicht. Etwas in mir will störrisch sein, etwas weigert sich.
Ich komme noch auf drei.
»Versuchen Sie es noch mal«, drängt mich die Psychologin in möglichst neutralem Tonfall.
Wehr dich nicht, meint sie vermutlich. Ich glaube, sie versucht mir zu sagen, dass ich nicht über diesen Schwan im Polder nachdenken und über die Bedeutung der Sprache grübeln solle, und nicht über Wörter, die einem einfach so abhandenkommen, wenn man sie braucht. Aber begreift diese Frau denn nicht, dass ich ohne Sprache nicht erzählen kann, was vor sich geht?

∞

Eine Zeit lang, auch als ich es schon besser wusste, glaubte ich, sie würde ewig andauern, diese euphorische Phase. Ich war krank, ja, aber nicht so krank, dass es unerträglich war. Ich war ruhiger, endlich älter, nicht mehr so gehetzt, weniger der Karrierist, der ich früher war.

Jeden Morgen krähte der Hahn der Nachbarn und weckte mich beim ersten Sonnenstrahl. Ich hörte Tauben gurren. Das Rauschen des Verkehrs auf der Autobahn. Setzte ich mich in den Garten, sah ich, wie die Blüten vom Apfelbaum tröpfelten und ich schaute geduldig ins feuchte Gras, auf den freigelegten Weiher und das gerade erst gepflanzte Spalier aus sechs jungen Buchen, die gestutzten Weinranken, die Trittplatten zum Gartenhaus.

So würde es immer sein. Auf jeden Fall würde es noch Jahre so bleiben. Hatte der Neurologe das nicht gesagt? Ich sollte es ruhiger angehen lassen, alles würde langsamer laufen, aber zehn Jahre wären schon noch möglich, zwanzig vielleicht. So hatte ich es in Erinnerung. Als ob sich nichts unwiderruflich verändern und mein Leben vorläufig schlimmstenfalls etwas unbeholfener werden würde. Erst in zehn Jahren würde ich – laut der amerikanischen Statistiken – hilfsbedürftig werden.

Was damit gemeint war? Davon hatte ich keine Vorstellung, nicht mehr als dieses eine naive Bild, das nach einem Heidespaziergang mit Sandra bei mir hängen geblieben war. Wir tranken Kaffee in einer Waldgaststätte, einem kleinen weißen Pavillon aus den Dreißigerjahren. Als Sandra kurz hineinging, um zu bezahlen, sah ich mich dort allein auf dieser Terrasse sitzen. Mit den Füßen auf den ausklappbaren Fußstützen eines Rollstuhls. Einer Decke über den Beinen. Einer Zigarre zwischen rechtem Zeige- und Mittelfinger. Ich blickte zur Auffahrt, zu dem runden Teich mit dem Springbrunnen in der Mitte. Irgendwoher kam dann ein Pfleger, um mich – »Es wird etwas frisch, das können wir nicht gut vertragen« – mit sicherer Hand nach drinnen zu schieben.

Dieses Bild war trostreich und zugleich so surreal, dass ich die simplen Tatsachen ignorieren konnte. In Wirklichkeit landet man nicht »eines Tages« in einem Rollstuhl – man nähert sich ihm langsam an. Es geht – Metaphern können manchmal ironisch sein – Schritt für Schritt, schleppend und fast unmerklich, eigentlich schleichend. Es ist keine Rechenaufgabe, bei der sich unter dem Strich ein bestimmtes Ergebnis einstellt, sondern eine Schachpartie, bei der man schon »schlecht aus der Eröffnung kommt«, einen Turm verspielt und einen Bauern opfert, um sich im Mittelspiel kurzzeitig der Illusion hingeben zu können, man habe seine Position verbessert, obwohl das Endspiel unweigerlich zum Matt führt.
Zu gewinnen war keine Option, das wusste ich schon. Aber aufzugeben, daran hatte ich nie gedacht. Obwohl ich ein jämmerlicher Schachspieler bin, war das Schachspiel und seine Sprache – mit Wörtern wie »Rochade«, »Bauernopfer« und »Damengambit« – für mich reizvoll genug, um, wenn es denn nicht anders ging, auch verlieren zu wollen.
Über diese morbide Faszination für den Verfall war ich ins Grübeln geraten. Schon am Tag meiner Diagnose hatte ich beschlossen, dass es das nun war, dass ich diesem Abtakeln nicht werde entkommen können. Ich würde ein Mann in einem Rollstuhl werden, der sich waschen lassen muss und danach sein Buch beim Eselsohr wieder aufschlägt. Manchmal jedoch dachte ich, dass ich zu unbeschwert bin; es hatte schon etwas von einer jugendlichen Schwärmerei. Nie sprach ich von »dieser Scheißkrankeit« oder von »P« – wie andere von »K« sprechen. Ich freute mich zwar nicht auf das, was mir bevorstand, aber mein Schicksal zu verfluchen, kam mir auch nicht in den Sinn. Vor dem weiteren Verlauf hatte ich erst recht keine Angst. Ich passte mich an. Ich stellte die Schrift meines Smartphones auf »sehr groß« und ließ mir einen überdimensionalen

Bildschirm liefern. An dem Tag, an dem ich zum ersten Mal vergaß, welche Medikamente ich wann eingenommen hatte, kaufte ich in der Apotheke eine schmale weiße Schachtel mit Fächern für die sieben Wochentage.
Als ich eines Donnerstags zum Supermarkt um die Ecke ging, um zwei Schweinefilets, ein Päckchen geschnittene Champignons und sechs Brötchen für das Männeressen zu kaufen, zu dem Daniel und ich uns manchmal einluden, wurde mir klar, dass mir nicht die unaufhaltsame Progression der Parkinson-Krankheit Knüppel zwischen die Beine warf – das Schlurfen und Hinken, das kurzatmige Artikulieren –, sondern die Tatsache, dass ich selbst verschwand.
Das Abtakeln geht so langsam, dass man sich daran gewöhnt. Aber sich zu gewöhnen heißt auch, darauf zu warten, dass etwas weniger wird, sich zu gewöhnen ist eine Art Abhandenkommen, sich zu gewöhnen bedeutet, etwas nicht mehr vermissen wollen. Angst zu fallen hatte ich keine. Ich hatte Schiss vor dem Moment, in dem ich ins Schleudern geraten würde und nichts mehr tun könnte, als mich vor den Wahnvorstellungen, den Männern auf dem Treppenabsatz, den Schwalben unter der Decke zu wappnen.

∞

Als der Gong ertönte, waren fünf Sekunden vergangen. Oder schon dreißig? Waren vielleicht schon Minuten verstrichen, seit ich hier unter dem Dach saß? Mit geschlossenen Augen, aber geradem Rücken, mit dem Hintern auf einem runden schwarzen Kissen, den Füßen auf einer Matte, meinem Kopf, der auf dem Hals hin und her wankte und schwankte, wie es ihm heute Abend nun mal gefiel, aber ohne den flammenden

Schmerz im linken Knöchel, der doch kurz zuvor noch da gewesen war.
Schlaf, dem war es ähnlich.
Ich bin ein geübter Schläfer. Ein leidenschaftlicher. Ein Schlafexperte. Wenn ich schlafen will, erzähle ich mir selbst eine alte Geschichte. Gewohnheit, Vertrautheit, Gewöhnung machen meinen Kopf leer. Es ist wohl so etwas wie eine laienhafte Form der Meditation: drei Sätze und ich bin weg. Immer und überall. Im überfüllten Stadtbus kann ich im Winter morgens zur Hauptverkehrszeit im Stehen schlafen, während ich an einer dieser grauen Plastikschlaufen hänge. Ich mache meine Augen zu – und schlafe.
»Ungewöhnlich«, antwortete ich, als mich der Mann neben mir fragte, wie es für mich war.
»Wie schlafen und doch wach sein«, sagte ich. »Ein Wachschlaf.«
Was hatte ich denn anderes erwartet? Nichts eigentlich. Ich hatte noch gar keine Vorstellung davon. Lass es einfach mal geschehen, dachte ich. Wenn du schon neugierig bist, dann mach es nicht halb, oder zaghaft, sondern lass es über dich kommen – wie du dich einem Film von Fellini aussetzt, oder einem MRT-Scan.
In diesem Dachgeschoss war ich gelandet, nachdem ich drei Personen begegnet war. Der Erste war der Besitzer des Konvents in Frankreich, der seinen gesamten Besitz teilen wollte. Mit dem Zweiten, einem Filmemacher, aß ich Spargel. Während wir speisten, fragte ich ihn aus. Er war ein schüchterner, stotternder und strenggläubiger Typ, der nun, als älterer Mann, auf der Suche nach dem Sinn des Leidens die halbe Welt bereiste. Er drehte Dokumentarfilme über Buddhisten, machte sich auf den Weg zu spirituellen Lehrern, zu Lamas und zum Buddhabaum in Indien. Und er schrieb ein Buch über die

»Vipassana«, ein Stille-*Retreat*, bei der er zehn Tage lang dasaß und schwieg. Kein Sex, Tabak oder Alkohol. Kein Handy. Er saß da, bis ihm alles wehtat, sein Rücken, seine Muskeln, sein Hintern. Dann blieb er noch etwas länger sitzen und merkte, wie der Schmerz sich langsam aus seinen Knochen verzog, bis er irgendwann etwas erlebte, das – nun ja – einer Erleuchtung ähnlich war.

Wie beim Schreiben, dachte ich.

Der Filmemacher schien sich fast zu genieren. Er suchte schon zwanzig Jahre nach diesem Stadium der Erleuchtung, war dabei aber auch ein Pragmatiker geblieben. Aus seinem Munde klangen die Lektionen des Buddhismus ebenso bodenständig wie ein Baumschnittlehrbuch für Junggärtner. Dass das Leben endlich sei. Dass wir dem Leiden durch Geben entgehen könnten; uns Begierden, Abscheu, Trägheit, Unruhe und Zweifel ablenkten; Glaube, Hinwendung, Vertrauen, Bemühen, Achtsamkeit, Konzentration und Weisheit hilfreich seien. Genau wie das Streben nach Leere; das schien mir eine Möglichkeit zu sein, auszudrücken, dass man keine Eile mehr hatte.

Die dritte Person war die Journalistin und Sachbuchautorin, die mich zum Essen eingeladen hatte, um mit mir über ihre Geschichten zu reden, über Beginn und Schluss, Spannungsbogen und Plot. Als ich die vier Etagen zu ihrer Wohnung erklommen hatte, fragte sie mich, ob ich sie zu ihrer regelmäßigen Meditationsgruppe begleiten wolle.

»Hatte ich vergessen«, sagte sie. »Ich lasse sie ungern ausfallen. Lass uns jetzt schnell etwas essen. Ich habe Reis mit Curry. Über die Geschichten reden wir dann danach.« An Meditation hatte ich in letzter Zeit gelegentlich schon gedacht. Man kann sich auf so ein Kissen setzen, ohne sich in »Höherem« zu verlieren, ohne auf der Suche nach dem Sinn aller Dinge zu sein. Ich glaube nun mal an den Zufall, an das nackte, schonungslose Schicksal, wobei »glauben« schon ein irreführendes Verb ist. Ich rechne mit dem Zufall, ich gehe blind von ihm aus, obwohl diese wesenlose Willkür doch so glatt ist wie Aal in Entengrütze – man kann kaum über sie nachdenken, ohne vorauszusetzen, dass das, was wir als eine Laune des Schicksals ansehen, in Wirklichkeit gar nicht anders hätte verlaufen können. Weil alles durch Ursache und Wirkung miteinander verbunden ist, wie die Deterministen behaupten. Oder weil es vom Allmächtigen so vorbestimmt ist, der dieses »All« seit seiner Schöpfung lenkt, wie es die Prädestinationslehre meines strenggläubigen Großvaters besagte.

Für weniger absolute Varianten der Spiritualität – »wir machen hier in Sinnfindung« – bin ich zu sperrig geblieben. Hier in diesem Dachgeschoss war ich jedoch auch nicht mehr der unverfrorene Skeptiker, der als Gymnasiast Lindes Berufung ins Lächerliche gezogen hatte. In dem Wenigen, was ich noch von Axels Leben mitbekam, glaubte ich humanistische Ansätze zu erkennen. Tue Gutes. Lebe mit Liebe. Vergebe. Teile. Daran war wenig verkehrt. Was ich mit allerbestem Willen nicht begriff, war seine Hingabe an den Führer seiner Kirche, so wie ich auch bei den Buddhisten nicht verstand, dass sie einen derart starken Nachdruck auf die persönliche Verantwortung legten und im gleichen Atemzug weiter nach einem »Lehrer« suchten.

An der Meditationsgruppe der Autorin gab es wenig auszusetzen. Seit ich keine Eile mehr hatte, war ich für »Leere« und »Abwesenheit« empfänglicher. Eine Übung in Leere, in der Akzeptanz des unvermeidlichen Nichts, wenn es darum ginge, dann hätte das Ganze für mich durchaus seinen Reiz.

Im Dachgeschoss hatten sich sechs oder sieben andere Mitglieder der Gruppe, einige Frauen und einige Männer, zusammengefunden. Ich versuchte sie zu ignorieren. Nicht an sie denken,

dachte ich. Nicht ansehen. Nicht mit ihnen sprechen. Sie müssen nicht weg sein, aber ich muss sie auch nicht sehen.
So fing es an.
Der Mann, der neben mir auf so einer Matte saß – der Lehrer, der Coach, »der Spezialist hier« –, sagte ab und zu etwas. Sein Schädel glühte. Er klang wie der Führer in einem Museum alter Meister, der in ruhigem Ton erklärt, was man alles sehen könne, wenn man genauer hinsähe: wie das Sonnenlicht einfällt, was die Frucht in der Schale auf dem Tisch zu bedeuten hat, und welcher Mann den Brief womöglich geschrieben hat, den das liebliche Mädchen auf dem Gemälde gerade liest.
Ich versuchte dem Mann auf der Matte nicht zuzuhören.
Draußen quietschte eine Straßenbahn um die Kurve. Ich wollte diese Straßenbahn nicht hören.
Höre auf die Wand. Nur zu. Versuch zu hören, wie die Wand klingt.
Da ertönte dieser Gong.

∞

Durch das Fenster hinter der Psychologin starre ich auf das hektische Treiben am Wolkenhimmel und den futuristischen Giebel eines anderen Krankenhausflügels. Um die Fenster sind hellbraune Rahmen montiert, als groteske Einfassungen. Sie sehen aus wie Guckkästen. Oder Sprechblasen. Gibt es irgendeinen Rhythmus in ihrer Abfolge?
Hat sich darüber jemand in aller Ruhe, mit einem Skizzenblock und einem Set weicher Bleistifte, Gedanken gemacht?
Ich schaue die Psychologin verloren an. Sie kann meinem Gesicht wohl ansehen, dass ich nichts daran ändern kann. Ich will mich ja an die fünfzehn Wörter erinnern, aber ich kann nur an die Guckkästen denken, oder an die Wörter von Lehrer

Bot und die bebilderten Leselerntäfelchen in der Grundschule. Auch von ihnen habe ich fast alle Wörter vergessen – außer »Scha-fe.« Dieses letzte Täfelchen sehe ich noch vor mir. Vier Schafe auf einer Weide, drei weiße und ein schwarzes, im Hintergrund ein Baum. Wenn ich mir diese Erinnerung nicht aus einem Fotoalbum angeeignet habe, ist dieses Bild vielleicht wegen des Trennungsstrichs in Schafe hängen geblieben. Wenn man so weit gekommen war und verstanden hatte, dass zwei Silben zueinander gehören konnten, wurde alles möglich, Wörter mit vier oder fünf Silben, Wörter, die miteinander Sätze bilden konnten, sodass man mit diesen Sätzen eine Geschichte erzählen konnte – man braucht nur noch einen Plot, aber das wusste ich damals noch nicht.

Die Psychologin fuhr unbeirrt mit ihren Tests fort. Mühelos arbeitete ich mich durch sie hindurch. Kopfrechnen. Formen erkennen. Linien ziehen, wie in einem Kinderspiel, von eins, zu zwei, zu drei … bis ein Elefant auf dem Papier erscheint.

Rätsel lösen. Allgemeinwissen.

Wer war Martin Luther King?

An welche Kirchentür nagelte der andere Luther seine fünfundneunzig Thesen?

Was ist ein Frontallappen?

Essen Italiener auch schwarze Pasta?

Ab und zu senke ich meinen Blick. Um ihren Hals trägt die Frau ein Kettchen mit Anhänger. Die Haut um den Silberschmuck ist faltig. Sie muss älter sein, als ich heute früh dachte.

Nichts macht mir Mühe. Ich bin, wird die Psychologin in ihrem Bericht schreiben, ein freundlicher, ziemlich intelligenter, bereitwilliger Mann, der sich kooperativ verhält und schnell auffasst, was man von ihm erwartet. Vielleicht etwas hektisch und lakonisch. Manchmal für einen Augenblick abgelenkt. Aber noch ganz klar.

Bis zu diesem Schwan.

Ich will ihr erklären, dass ich diese albernen Mätzchen mit Wörtern nicht ertrage, dass diese Sprachspiele Panik bei mir auslösen. Schon ein Kreuzworträtsel kann mich in Rage versetzen. Fünfzehn läppische Wörter bringen mich völlig aus dem Gleichgewicht.
Warum? Ich weiß es wirklich nicht.
Diese Reihe ist stumpfinnig. Sie entbehrt jeder Logik. Jedes Zusammenhangs. Diese vollkommen sinnlose Willkür … Verzieh dich Weib! Lass mich in Frieden.
Schon solange ich mich erinnern kann, kommen mir Wörter abhanden. Einfach so. In den seltsamsten Momenten. Wenn ich beim Gemüsehändler in der Schlange stehe, weiß ich noch, dass ich für den Auflauf eine Zucchini brauche – bis ich dann an der Reihe bin und das Mädchen hinter dem Tresen mich erstaunt stammeln sieht.
»Sorry«, murmele ich. »Ich bin gleich zurück.«
Draußen gehe ich um die Ecke und rufe außer Sichtweite mit meinem Handy zu Hause an: »Schatz, sag mal, es ist lang und grün, aber keine Gurke.«

Die Psychologin fragt mich nicht, was los ist. Das passt nicht zu ihrer Rolle. Sie muss diese Tests durchführen. Jede Abweichung vom Protokoll – wie ein Defekt des Kassettenrecorders oder ein ermutigendes Kompliment – verfälscht die Datenerhebung. Ich würde unvergleichbar werden. Das können wir nicht gebrauchen. Später dürfe ich alles erklären, sagt sie, glaube ich.
Gegen zwölf ist die erste Hälfte der neuropsychologischen Untersuchung geschafft. Ich gehe nach draußen, um eine Zigarre zu rauchen und meine E-Mails zu checken. Als sei

nichts passiert, setzt die Psychologin eine halbe Stunde später die Tests fort. Ich starre auf den Anhänger an ihrem Hals und die Guckkästen im Krankenhausgiebel. Dann verkündet sie, es sei fast geschafft. Wir müssten uns noch einmal kurz konzentrieren. Sie würde mir einen Zeitungsbericht vorlesen, den ich möglichst genau, Wort für Wort, wenn es ginge, nacherzählen solle, und wenn mir das nicht mehr gelingen sollte, dann gerne in den Stichworten, die bei mir noch hängen geblieben seien.

Ein Zeitungsbericht. Kein Problem, damit lässt sich leben.

Von dem ganzen Bericht, vielleicht hundert Wörtern, kann ich mir den ersten Satz ins Gedächtnis rufen. Etwas mit der Feuerwehr und einem Feuer. Danach kann ich sie nur noch mit offenem Mund anschauen. Es fühlt sich an, als ob ich einen Nullachtfünfzehn-Nachrichtenartikel schreiben müsste und keinen Strich aufs Papier bekäme, nicht einmal den Anfang eines Satzes, kein Wort, keine Silbe, kein Jota, kein Komma – das nennt man eine Schreibblockade.

»Etwas mit einem Schafstall?«, versuche ich noch. »Ein Brand in einem Bauernhof vielleicht?«

»Nur zu«, sagt die Psychologin, die nun aus ihrer Rolle fällt und mich besorgt ansieht. »Nur zu, versuchen Sie es mal.«

Es ist vorbei, bevor ich mich versehe. Vielleicht bin ich kurz eingenickt. Bis die Psychologin mich bittet, eine Assoziationsliste auszufüllen. »Das ist der letzte Teil.« Mir kommt es vor, als hörte ich den Gong.

Kurze Sätze vervollständigen. »Das Erste, was Ihnen einfällt.«

Ich liebe.

Meine Frau ist.

Ich verabscheue.

Mein Vater war.

Ein Mann mit einem Hut

Das letzte Mal, als mich mein Vater besuchte, ein hagerer Mann, dünner als je zuvor, mit grauem Gesicht und welligem, vom Wind leicht zerzaustem Haar, hatte er nach der Adresse suchen müssen. Er hatte den 49er Bus von der Südstadt ins Zentrum genommen und war das letzte Stück zu Fuß gegangen.

»Das nächste Mal musst du mich doch abholen.«

Sein Cordhut lag auf dem Tisch. Er saß in meinem tiefen bequemen Sessel, vornübergebeugt und ruhelos, als könnte er jeden Moment wieder aufbrechen. Zwischen zwei nikotinbraunen Fingern hielt er eine brennende Caballero. Ich stand auf, um Kaffee aufzusetzen und ihm ein Brot zu schmieren. Da sah ich, dass er Asche verstreute – genau wie sein eigener Vater es getan hatte, mein Großvater, der auch Arie hieß und in einem Sessel am Fenster seiner Seniorenwohnung fast hundert geworden war; er hatte Willem II Zigarren aus Holzkistchen geraucht, der Teppich um seine Füße und seinen Sessel war mit schwarzen, runden Brandlöchern übersät gewesen.

Als mein Vater in Frühpension ging, erhielt er von der Behörde eine goldene Certina-Uhr. Meine drei Schwestern und ich schenkten ihm ein Fahrrad. Das muss fünf Jahre vor seinem letzten Besuch gewesen sein, im Sommer 1980. Mein Vater wurde damals dreiundsechzig; zehn Tage später wurde ich einundzwanzig – in Venedig, wo ich, sonnengebräunt von einer griechischen Insel, eine Woche über Plätze und durch Gassen streifte. Einen Monat danach wurde ich Journalist bei der ersten der drei Tageszeitungen, für die ich arbeiten würde. In diesem Sommer löste ich ihn ab. Ich begann dort zu schreiben, wo er damit aufhörte.

Dieses Fahrrad, sagte mein Vater, lasse er in letzter Zeit doch lieber stehen. Er habe Angst zu stürzen. Und er brauchte es auch nicht wirklich. Wenn er zur Bibliothek musste, ging er zu Fuß, es war ein Spaziergang von einer halben Stunde. Ich wusste, dass er sich gelegentlich noch Bücher auslieh, und dass er – »Dein Vater ist ein bisschen durcheinander«, sagte meine Mutter – häufiger mit dem gleichen Roman heimkam, den er hatte zurückgeben wollen. Bei ihm zu Hause stieß ich immer wieder auf denselben Kriegsroman, eine Saga über ein SS-Regiment, das in Russland gewütet hatte.

Wir tranken Kaffee. Ich weiß nicht mehr, ob er Milch und Zucker nahm, wohl aber, dass ich mich unwohl fühlte. Mein Vater kam fast nie zu mir zu Besuch. Ich wich seinem Blick aus und tat alles, um mir seine selbstmitleidigen Klagen nicht anhören zu müssen: dass sein Körper anfange, ihn im Stich zu lassen, dass er sich krank fühle. Er werde alt, sagte er. Mein Vater hatte seine Brüder Piet, Wim und Jan überlebt. Nur ein jüngerer Bruder, Onkel Cees, lebte noch.

»Nun bin ich an der Reihe«, sagte er.

Aus einer viereckigen Flasche schenkte ich ihm ein Gläschen jungen Genever ein. Als er daran nippte, sah ich, wie seine Hand zitterte. Er kleckerte. Und ich dachte: Mein Vater bekleckert sich, er ist ein bekleckerter alter Mann geworden.

Ach, Papa.

Ich glaube, ich schämte mich für ihn. Oder hatte nicht den Mut zu fragen, wie es ihm und meiner Mutter nun ging, miteinander, meine ich, in ihrer Ehe – undenkbar, dass wir darüber reden würden. Ich wusste, dass meine Mutter keinen Genever mehr für ihn kaufte und sein Bett frisch bezog, immer wenn es nötig war; sie schliefen schon Jahre nicht mehr im selben Bett. Aber es wäre mir nie eingefallen, das zur Sprache zu bringen. Nie hätte ich, wie es Daniel ausweichend getan hat, bevor er anfing, mich beim Vornamen zu nennen, »He Alter« zu ihm gesagt. Ich habe meinen Vater noch sehr lange gesiezt, wie es in meiner Generation in den Niederlanden nicht unüblich war. Nie habe ich ihn Arie genannt.

Wir führten keine Gespräche, wir berührten uns nicht, ich gab meinem Vater nicht mal die Hand. Ich glaube auch nicht, dass er sich für meine Arbeit bei der Zeitung besonders interessierte. Selbst nach Sandra erkundigte er sich nicht, obwohl ich sie meinen Eltern zuvor in diesem Jahr schon vorgestellt hatte; ich erinnere mich, wie wir von der Stadt aus den Zug genommen hatten, wie wir an den Schienen und den Fußballfeldern entlanggelaufen waren, und dass mein Vater mit einer Heckenschere die Ligusterhecke um den Vorgarten herum gestutzt hatte, als wir angekommen waren. Auch beim Heckenschneiden trug er seinen Hut.

Bei diesem letzten Besuch fragte ich ihn nach seinen Erinnerungen. Das hatte ich so gut wie nie getan. Ich wusste fast nichts von ihm. Von dem älteren, unsicheren, fügsamen Mann, der im fortgeschrittenem Alter von zweiundvierzig Jahren mein Vater geworden war. In meiner einzigen Kindheitserinnerung, in der er mein Vater und ich sein Sohn war – der einzigen substanziellen Erinnerung, die mir im Gedächtnis bleiben sollte, weil ich die Szene für ein Buch brauchte –, ist er so alt, wie ich jetzt bin, Anfang fünfzig.

Ich sitze bei ihm hinten auf einem Moped, einer schwarzen, plumpen Peugeot-Maschine. Ich trage einen knallgelben, zu weiten Helm, der dennoch an den Ohren drückt. Meine Arme

um seine Taille geschlungen, presse ich mein Gesicht gegen seine Jacke aus weichem, beigem Leder. Auf einer schwankenden, dampfenden Fähre überqueren wir den Fluss unten an der neuen und unglaublich hohen Brücke. Im engen, nach brackigem Wasser stinkenden Stichhafen arbeiten Schweißer, kniende Männer in orangefarbenen Overalls, mit blauen Flammen, in die man nicht hineinschauen darf. Hier stehen Ölfässer, liegen Holzstapel, Möwen picken an allem herum, was essbar aussieht. Über den Kai an der Hafenmole laufen faustdicke, straff gespannte Trossen zu einer hölzernen Duckdalbe, die vor Fett glänzt. Ich werde den Geruch dieser Schmiere ebenso in Erinnerung behalten wie den Geruch des brackigen Wassers, des rostigen Pontons und der Dieseldämpfe der Fähre.
Wir fahren über den sich schlängelnden Deich, zwanzig oder dreißig Kilometer an sattgrünen, tief liegenden Wiesen vorbei zu einem Dorf, in dem ich vorher noch nie war. Dort wohnt eine Tante von ihm. Manchmal müssen wir absteigen. Dann liegen abgebrochene Äste auf der Straße. Es ist klares Wetter, aber nachts hat es fürchterlich gestürmt. Ich versuche meine Hände tief in die Jackentaschen meines Vaters zu graben. Ich schaue den Schleppern zu, einige unbeladen, andere fast bis zum Deck unter Wasser – wie sie sich stromaufwärts umsichtig überholen.
Als wir im Dorf ankommen, hält mein Vater an einem Haus am Deich. Er geht hintenherum, steigt die Stufen zur Parterrewohnung hinab und klopft an die Tür. Später trinkt er mit seiner Tante Kaffee, während ich mich in der dunklen Küche umschaue.

Ich schenkte ihm einen zweiten Schnaps ein – »auf einem Bein kann man nicht stehen«, sagte er – und fragte nach seiner Jugend, nach der Stadt in der Vorkriegszeit, den Kneipen am

Deich, in die er als junger Mann hin und wieder gegangen war. Ich fragte ihn nach seinen Jahren als Geher und als Torhüter bei einem Amateurverein in der Südstadt und nach der Etagenwohnung im Jahrhundertwende-Viertel, in dem er aufgewachsen war.
Er erzählte, wie er eines Morgens die Straße hinuntergelaufen war, um den Bombenangriff zu sehen. Nicht mehr als das, höchstens ein paar Sätze.
Ich kratze alles zusammen, es gibt nichts, dessen ich mir sicher bin, aber mein Vater war, vermute ich, »vom Krieg gezeichnet«. Er war Jahrgang 1917. Auf jeden Fall hatten ihn die zehn Jahre, vor, während und nach dem Krieg, in denen sein Leben »stillstand«, zu dem ängstlichen, zurückhaltenden und vorzeitig gealterten Mann gemacht, der nun vor mir saß. Er hatte mehrere Jahre in Arbeitslagern verbracht. Manchmal hat er davon erzählt. Dass er während des Krieges auch in Berlin gewesen war, und in Brandenburg. Noch immer muss ich irgendwo – aber wo? – das kleine, wellig gerahmte, hellbraun verblasste Foto aufbewahren, auf dem er mit zwei anderen Männern – aber wem? – neben einem schweren Motorrad irgendwo auf einer Kreuzung zweier Landstraßen steht. Neben dieser Kreuzung steht ein Schild. Zwanzig Kilometer bis Brandenburg.
Letztendlich war er in Schlesien gelandet, in einem Gebiet, das heute zu Polen oder Tschechien gehören muss. Arbeitseinsatz in einer Flugzeugfabrik. Dort war er an der einen oder anderen kleinen Aktion beteiligt. Sie schütteten Sand in Benzintanks. Solche Machenschaften, sagte er. Ich sollte mir bloß nichts Heldenhaftes darunter vorstellen. Seiner Meinung nach war das damals schon längst bedeutungslos. Die Flugzeugfabrik hatte so wenig Ersatzteile, dass »diese Kisten sowieso nie mehr geflogen wären«.

In einem der Lager hatte er zwei Brüder meiner Mutter kennengelernt. Nach dem Krieg besuchte er sie zu Hause, in der dunklen Arbeiterwohnung am *Manpad*. So war er meiner Mutter begegnet. Sie war zwölf Jahre jünger und hatte noch eine Liebschaft mit einem anderen jungen Mann. Ich habe sie nie gefragt, warum sie meinen Vater geheiratet hat. Vielleicht aus Rebellion: Er gehörte der liberal-reformierten Kirche an und sie der strenggläubigen. Sie heirateten 1951 und bekamen kurz nacheinander zwei Töchter. Sechs Jahre später, zehn Tage nach dem zweiundvierzigsten Geburtstag meines Vaters, wurde ich geboren, drei Jahre darauf meine jüngste Schwester. Danach wurde er der Mann, der er bleiben würde, der Mann, der meine Mutter auf dem Treppenabsatz schluchzend umarmte. Während ich als Vierzehn-, vielleicht Fünfzehnjähriger danebenstand.

Hin und wieder hatte ich mich gefragt, warum er nicht mutiger gewesen war. Nun fragte ich ihn unverhohlen – meine Verlegenheit hinter etwas verbergend, das wie journalistische Neugier aussehen sollte –, warum er sich dem »Arbeitseinsatz« nicht entzogen hatte, warum er schon Jahre vor den Razzien nach Deutschland gegangen war. Ich fragte ihn, warum er nicht untergetaucht war.

»Das ging doch nicht«, sagte er.

Machte ich ihm das zum Vorwurf? Empfand er das so? Ich weiß es nicht.

Es kam mir vor, als hätte er nie etwas anderes in Betracht gezogen.

Bis zum Ende des Krieges saß mein Vater in Schlesien.

Dann lief er zurück.

∞

Zehn Jahre nach diesem letzten Gespräch, im Winter 1995, schlitterte Sandra vor mir auf zu hohen Absätzen über die Landzunge zwischen Fluss und Binnenhafen über das feuchte Kopfsteinpflaster des Piers, vorbei an verwaisten Speicherhäusern (»Celebes«, »Java«), in denen Tee-, Saatgut- und Erdnusshändler ihre Waren gelagert hatten. Ich erahnte den Geruch von Nelken, Kaffee, Pfeffer. Und Staub roch ich, dicke Lagen von grauem Staub auf Eichenbalken. Wir kamen an der leeren, verschlossenen Abfahrtshalle der *Holland-America-Line* vorbei. »Hier bin ich noch drin gewesen«, sagte ich.

Das konnte sie kaum glauben.

An der Hand meines Vaters, behauptete ich steif und fest. Eine lange, hohe Halle. Absperrgitter. Schalter. Die weiße Bahnhofsuhr mit den schwarzen Zeigern und den römischen Ziffern. Blassbraune Lederkoffer, ein Hutkoffer mit einem kupfernen Schloss. »Ich weiß eigentlich nicht genau, ob es eine wirkliche Erinnerung ist«, sagte ich.

Sie vermutete, eher nicht.

Sandra war mein marodes Gedächtnis schon vertraut.

Sie wusste, dass ich ein Händchen dafür hatte, Erinnerungen zu konstruieren, an die ich mit der Zeit – sobald ich sie aufgeschrieben hatte –, selbst zu glauben begann.

Als wir kurz darauf im Hotel *New York*, dem früheren Direktionsgebäude der *Holland-America-Line* Kaffee tranken, wurde mir bewusst, dass die *HAL* auch zu ihren Jugenderinnerungen gehörte: Ihr Vater hatte nach der Volksschule als Malerlehrling bei der Reederei begonnen. Weil Nico eine Begabung dafür hatte, durfte er nach einer gewissen Zeit die Beschriftungen anbringen. Später hat er mit einem Bruder eine Werbeagentur eröffnet. Schließlich wurde er Kunstmaler.

Was mir in Erinnerung geblieben war, konnte durchaus apokryph sein, womöglich hatte ich es aus einem Fotoband entlehnt und mit anderen Momenten verknüpft. Aber warum sehe ich meinen Vater immer als einen Mann auf einem Bahnhof, in einer Abfahrtshalle, auf einer Fähre? Warum sehe ich ihn fast immer am Wasser?

Mein Vater kam selten in »die Stadt«, wie er das Zentrum von Rotterdam nannte. Vor dem Krieg wohnte er in der Südstadt. Am vierzehnten Mai 1940 war er aufgestanden, hatte seine Kleider angezogen und war die Straße hinuntergelaufen, bis zu den Getreidesilos. Vier Tage hatte er die Stadt brennen gesehen. Fast fünf Jahre später flüchtete er mit tausenden von anderen Zwangsarbeitern aus Schlesien vor der russischen Armee.

Vom Kai aus schaute ich mit Sandra auf die gegenüberliegende Seite. Auf die klassischen Herrenhäuser, den Hafen mit dem Ruder- und Segelclub. Und wir sahen den Rheinkähnen zu – wie sie einander langsam überholten, Erinnerungen gleich, die sich aneinander vorbeischieben.

»Wenn er früher geflüchtet wäre, wenn er sich etwas mehr beeilt hätte«, sagte ich, »wäre er nie über die Elbwiesen hinausgekommen.«

∞

Im Winter 1990 stelle ich meine Reisetasche in einem Zimmer im Hotel *Newa* ab, studiere den Stadtplan von Dresden und laufe, wie in jeder Stadt, in die ich komme, in Richtung Fluss.

Vor wenigen Wochen ist die Mauer gefallen. Die Redaktion der Zeitung will eine Reportage über Dresden nach der Wende. Wenn ich sie schreibe, liegt der Plot, wie sie weiß, auf der Hand. Ich bin quasi auf der Rotterdamer Brandgrenze geboren. Ich kann nicht in Dresden sein, ohne mich bei Schritt und Tritt zu fragen, welche Bombardierung widerwärtiger war. Und daher

laufe ich über die Prager Straße in der Nähe des Hauptbahnhofs ins Stadtzentrum und zur Elbe. In Richtung Osten.
Meinem Vater entgegen.
Auf der Straße verkaufen Händler noch billige russische Zigaretten; zwei Tage später werden sie verschwunden sein. Ich entdecke, dass der ADAC hier schon eine provisorische Filiale eröffnet hat. Freiheit, notiere ich, ist ein Trabant, der wieder fährt. Ich gehe durch das zugige Stadtzentrum zum Altmarkt, wo ich, weil es bitterkalt ist und ich ständig an meinen Vater denken muss, zum ersten Mal überlege, mir einen Hut zuzulegen. Ich komme am Skelett der Frauenkirche vorbei. In den Gassen und Straßen im ältesten Teil der Stadt bis hin zur Elbe dienen ramponierte Bauzäune dazu, die Ruinen den Blicken zu entziehen – die Stadt wirkt noch so verwüstet wie am 14. Februar 1945. Im Café des Hotels *Vis à Vis* schreibe ich elliptische Sätze in ein kleines Notizbuch. Stadt in einer Flussbiegung. Tiefes Wasser am hohen Ufer. Schlammablagerungen an der gegenüberliegenden Seite. Dort die Wiesen.
Auf der Augustusbrücke überquere ich die Elbe und folge der Straße der Befreiung, die zum Platz der Einheit führt. In einem kleinen Führer schlage ich nach, wie die Brücken, Straßen und Plätze früher hießen. Um dem kalten DDR-Beton des Hotels *Newa* möglichst schnell zu entfliehen, suche ich mir ein Zimmer in der Nähe des Platzes, der früher Albertplatz hieß.
Die Eingangstür liegt an der Rückseite. Weder Namensschild noch Briefkasten oder Klingel. In der Mitte des Treppenhauses hängt ein rauchgeschwärzter, vergitterter Fahrstuhl, in dem sich Zeitungen stapeln und ein Damenfahrrad vor sich hin rostet. Drei Etagen höher klingle ich. Eine Frau in einem hellgelben Morgenmantel öffnet die Tür. Sie lässt mich eintreten. In ihrem Flur, sagt sie etwas beschämt, bessere sie Kleidung aus – von irgendwas müsse man doch leben?

Mein Zimmer ist nur von der Toilette her zugänglich und riecht nach ihrem Sohn.
Ich bleibe eine Woche in Dresden.
Dann fliege ich zurück.
In diesen sieben Tagen steht mir vor Augen, wie mein Vater am Tag nach der Bombardierung auf einer der Elbwiesen ankam. Ich habe Bilder und Szenen gesammelt – oder konstruiert. Vom Hauptbahnhof. Vom Markt. Davon, wie achtundvierzig Araberhengste des Circus Sarrasani in der zweiten Welle der Lancaster-Bombern getötet wurden. Wie auf dem Altmarkt die Leichen noch in einer Straßenbahn lagen. Dass diese Toten eine grünliche Farbe hatten. Andere, las ich, schienen an der Teerdecke der Straßen festzukleben.
»Die Stadt roch nach verbranntem Fleisch«, hatte mein Vater erzählt.

∞

Bei seiner Rückkehr aus Schlesien trug mein Vater die Uniform eines italienischen Soldaten.
Sein jüngster Bruder, Onkel Cees, erzählt es mir Jahre nach Vaters Tod. Ich löchere ihn, weil ich seine Erinnerungen für das Buch brauche, an dem ich schreibe. Er erzählt die Story ganz nebenbei, ohne ihr irgendeine Bedeutung beizumessen. Eine unglaubliche Geschichte ohne Pointe, ohne Plot.
Ich habe keine Ahnung, was ich damit anfangen soll. Ich schäme mich. Von dem Fußmarsch von Dresden nach Hause kann ich mir kaum eine Vorstellung machen.
Wo er diese Uniform her hatte, frage ich.
Mein Onkel weiß es nicht. »Von einem Toten vielleicht.«
Und ich frage, ob er die andere Story auch kennt. »Kurz bevor Papa starb«, sage ich, »hat ihn ein alter Freund besucht. Ein

Kriegskamerad. Ein Mann von etwa sechzig Jahren. Er trug einen schäbigen Anzug. Wohnte irgendwo im Süden.«

»Jacob«, sagt mein Onkel. »Das war Jacob. Hat der deinen Vater tatsächlich noch besucht?«

»Ich sehe ihn noch vor mir«, sage ich. »Auf dem Sofa im Wohnzimmer.«

Jacob war einer der drei Männer auf dem Foto in der Nähe von Brandenburg. Er war mit meinem Vater ins Arbeitslager geschickt und nach Schlesien deportiert worden.

»Jacob und Arie waren Jugendfreunde«, sagt mein Onkel. »Im Lager hat Jacob deinen Vater gefragt, ob er für ihn bürgen wolle. Nur dann durfte er nach Hause. Jacob hat deinem Vater versprochen zurückzukommen. Bliebe er weg, hätte Arie sein Anrecht auf Urlaub verwirkt. Jacob war natürlich clever genug wegzubleiben. Es war ihm viel zu brenzlig geworden.«

Ich erinnere mich daran, wie ich für meinen Vater und diesen Jacob Kaffee gekocht und Butterbrote belegt habe.

»Sie hatten sich Ewigkeiten nicht gesehen«, sage ich zu meinem Onkel.

»Jacob traute sich nicht«, sagte er. »Er ist untergetaucht. Und als der Süden befreit war, hat er sich als Freiwilliger gemeldet. Zum Minenräumen.«

»Jacob hatte etwas gutzumachen«, sage ich.

∞

Es ist schon dunkel, als ich am Silvestertag 1985 mit Sandra zum Krankenhaus fahre, in dem mein Vater vor einigen Tagen mit unklaren Herzbeschwerden aufgenommen worden ist. Irgendwo tief im Inneren des Vorkriegsbaus liegt er mit drei anderen Männern in einem Zimmer. Er links hinten, am Fens-

ter. Auf dem Nachtschränkchen seine Brille, auf der Fensterbank ein Buch. Sein Hut ist nirgendwo zu sehen.
Ich begrüße ihn. Wie fühlt er sich? Es sei so schade, dass er den Jahreswechsel nicht zu Hause feiern könne. Höre ich das Sandra sagen, oder mich selbst?
Worüber rede ich noch mit ihm? Spricht er über Schlesien und Dresden, oder habe ich das Gespräch später, als ich alles aufschreiben wollte, mit unserem letzten Gespräch bei mir zu Hause durcheinandergebracht? Er wirkt noch dünner als früher, eingefallen, blasser, grauer, älter. Er fragt, ob er irgendwo die Fernsehnachrichten sehen kann. Ob wir ihn dorthin bringen können. Vielleicht haben sie hier eine Cafeteria. Gemeinsam mit Sandra muss ich ihn aus dem Bett hieven. Wir erschrecken, wie unvorstellbar klein und leicht er ist. Ich bin sicher, dass ich ihn noch nie zuvor hochgehoben habe. Ich schäme mich, weil ich ihn so festhalte, ich schäme mich für seine Abhängigkeit, ich schäme mich am meisten für diese Scham.
Als ich ihn in seinem gestreiften Pyjama und seinem Morgenmantel in einem Krankenhausrollstuhl über das hellgraue Linoleum der hohen Flure schiebe, in denen es nach Desinfektionsmittel riecht und wir keiner Menschenseele begegnen – wer will am Silvesterabend schon im Krankenhaus sein? –, gerät er wieder in Verwirrung. Mein Vater weiß nicht, wo er ist. Er glaubt, wir wären draußen, auf der Straße. Er bittet um seinen Hut. Ich lasse mich darauf ein. Ja, Papa, du hast recht, die Hecke muss gestutzt werden, bevor es zu spät ist, und wenn es möglich wäre, würde ich jetzt mit dir zum Lokal des Fußballvereins fahren und einen Schnaps mit dir trinken, aber ich denke, das Lokal hat zu. Ja, das ist jammerschade.
Wo sein Hut nur sein könnte, fragte er noch einmal. Er sei in der letzten Zeit so vergesslich, immer lasse er alles überall liegen.

Ich schiebe ihn langsam zurück in sein Zimmer, wie ein Pfleger, der ich nicht bin, schlurfend, sich Zeit nehmend, solange sie noch da ist.
Gegen halb acht ist die Besuchszeit vorbei. Wir sollten nun wirklich gehen. Er sitzt zusammengesunken im Rollstuhl vor seinem Bett, seine Arme hängen schlapp fast bis zum Boden herab. Ein Häufchen Elend. Ich wünsche ihm Kraft. »Komm bald nach Hause.« Zu Sandra sagt er – so werde ich mich jedenfalls daran erinnern, weil Sandra es nicht vergessen wird –, dass sie gut für mich sorgen soll.
Ich küsse ihn auf die Stirn.

Eine Viertelstunde danach bin ich im Haus meiner Mutter. Sie fragt, wie es ihm ginge. »Nicht gut«, sage ich. »Er war verwirrt. Aber vielleicht geht es ihm morgen wieder besser.«
Gemeinsam schauen wir die Acht-Uhr-Nachrichten, als das Telefon klingelt. Noch bevor ich abhebe, ist mir klar, was nun kommt; schon seltsam, dass man so etwas bereits weiß, bevor man es weiß.
»Es geht ihm nicht gut«, sagt eine Stimme. Wir sollten nun wirklich kommen.

Auf dem Flur wartet ein Pfleger auf uns. Er sagt uns, dass wir zu spät sind. Meine Mutter beginnt leise zu weinen.
Darf ich ihn sehen? Das ist möglich.
Er liegt in seinem Bett, eigenartig tot unter einem nachlässig zurückgeschlagenen Laken, seine grauen Haare sind ungekämmt, seine Augen geschlossen. In seinem Gesicht sehe ich seine Angst. Auf der Fensterbank liegt ein Buch. Auf dem Nachtschränkchen seine Brille. Auf dem Flur erzählt uns einer seiner Zimmergenossen, mein Vater habe sich um zehn vor acht in seinem Bett aufgesetzt, eine Bemerkung über die Nach-

richten gemacht, annehmend, sie hätten schon begonnen, und gesagt, er wolle fernsehen.
Ich hätte ihm, notiere ich später, die Furcht gerne noch aus den Augen gestrichen.

Irgendwo muss Gott auf einer Leiter stehen

Wenn er zeichnet, taucht Sam Drukker ein Streichholz in pechschwarze Tusche – und schaut, und schaut, und schaut. Seine Blicke schießen hin und her, vom Papier, das vor ihm auf dem Boden liegt, zum Gesicht des hochbetagten Mannes, zu seinen Knopfaugen und struppigen Brauen, zum dunklen Rand seiner Brille, zum Adamsapfel und zum Schattensaum auf seinem Hals – und wieder zurück zum weißen Blatt Papier. Wenn Sam zeichnet, ist es totenstill im Raum. Er redet nicht. Er scheint nichts zu hören. Es gibt nur diesen lodernden Blick. Sam ist ein kleiner, feingliedriger Mann in den Fünfzigern, mit tief liegenden Augen und angegrauten, widerspenstigen Haaren. An seiner rechten Hand trägt er einen Daumenring. Er zeichnet mit links. Dabei sitzt er am liebsten in der Hocke. Unbequem. Das muss sein, findet er.

Wenn seine linke Hand das Streichholz anhebt, beginnt der Fleck in seinen Gedanken schon zu zerlaufen. Deshalb muss es jetzt passieren. Diese Skizze wartet nicht.

Er schaut zu dem alten Mann. Wo liegt das Schwarz? Dort kann der erste Klecks hin. Aber dann muss es jetzt sein. Bevor Sam die erste Linie von irgendwo knapp oberhalb der Mitte zum Rand hin gezogen hat, einen Strich, der schon zu trocknen beginnt, bevor er richtig angesetzt ist, ist die ganze Geschichte erzählt.

Wenn es gut geht.
Wenn es schiefgeht, beginnt er von Neuem.
Neues Papier. In die Hocke. Hinschauen. Blick senken. Hinschauen. Wo sitzt die Dunkelheit? Dort ansetzen. Seine Hand über dem Töpfchen mit chinesischer Tusche. Hölzchen. Augenaufschlag.
Hinschauen. Und schon wissen, wo sich das Gesicht des alten Mannes ein wenig wölbt, wo der Schatten unter seinem Kinn liegt, die dunklen Augen glänzen, das faltige Lächeln ansetzt, die Hosenträger spannen.
Er macht es sich schwer, sucht den Widerstand. Nach dreißig Jahren weiß er alles über Farbe und Ton, Rhythmus und Lichteinfall, scharfe und weiche Linien, kalt und warm, Tusche und Papier und über diesen Fleck. Und immer wieder will er sich dem entziehen. Weg von dem, was er beherrscht. Ihm geht es um Zufall, um Aggression, um seine eigene ständige Rastlosigkeit.
Darum also dieses Streichholz. Denn dieses kleine angespitzte Streichholz – es kann auch ein Satéspießchen sein – taugt zum Zeichnen ebenso wenig wie Bachs Musik zur Feuerwehrsirene. Auch wenn er in Öl arbeitet, spannt er niemals eine gewöhnliche Leinwand auf einen Rahmen. Lieber verwendet er ein altes Stück Holz, das er beim Herumstreunen in einer Gasse in Barcelona in der Nähe seines spanischen Ateliers oder im Schatten eines Müllcontainers in Amsterdam gefunden hat, ein Brett mit Rissen, Knorren und Haken, ein Fetzen Segeltuch mit Refflöchern und einem Flicken, eine abgenutzte Tischplatte, ein knallblaues Stück einer alten Markise, eine anrührende runde Holztafel, die schon gelebt hat und zurückgelassen wurde.
Zeichnen muss für ihn beschwerlich sein. Wenn Zeichnen eine Schmerzgrenze hat, muss er dagegen angehen. Amoklaufen

mit einem Hölzchen. Eine Stahlfeder ist gefügig. Dieses Streichholz ist eigensinnig. Es sperrt sich. Dieses Hölzchen bringt aus einem Tropfen die Schrullen zum Vorschein.
Es muss beim ersten Mal sitzen. Der alte Mann in seinem Stuhl. Sein rundes Gesicht. Das Haar so dünn, dass es sich fast aufzulösen scheint. Etwas Schatten oben an der Hemdkante – dort sitzt das Schwarz. Die Hände ein paar flüchtige, fast kindliche Striche. Der Mann hält sie gefaltet, als warte er auf etwas. Wenn es Sam gelingt, in einem entscheidenden Moment zu ergründen, wer dieser Jude ist, wie er aus dem Krieg kam und wer alles darin verschwand, weitet sich der glänzende schwarze Fleck zu einem Porträt aus.
Nie zuvor hat er so intensiv seine eigene Vergangenheit betrachtet.

∞

Sam Drukker bin ich ein Jahr zuvor begegnet. Er hatte in England Tuschezeichnungen zu der Erzählung eines Schriftstellers angefertigt, den wir beide kannten. Sam und der Schriftsteller waren im gleichen Provinznest aufgewachsen. Bei Erscheinen seines Buches – mit der Erzählung und den englischen Zeichnungen – hatte ich mit Sam wegen eines Artikels für die Zeitung gesprochen. Es war ein schönes Gespräch, fanden wir.
Acht Monate später, im Winter des Jahres 2014, ruft Sam mich an. Ein Schweizer Immobilienmillionär wolle seine Gemälde und Zeichnungen ausstellen. Eine Menge Gemälde. Eine absurde Menge. In einem Privatmuseum. In Roggwil.
»Wo?«, bringe ich heraus.
»In Roggwil. Einem Kaff, das niemand kennt. Zwischen Basel und Bern. *In the middle of nowhere.*«
»Wie bist du denn dazu gekommen?«

Das sei eine lange Geschichte, beginnt Sam.
Von diesem Schweizer, seinem Museum oder von Roggwil hatte er noch nie etwas gehört. Der Millionär war vermögend genug, um Berglandschaften zu sammeln wie andere Modellautos, Briefmarken aus der Zeit zwischen den Kriegen oder Bentleys. Im Flieger auf dem Weg zu einer Auktion in London hatte ihm ein befreundeter Bankier einen Band mit Porträts gezeigt. Der Millionär verliebte sich in Sams Werk. Sie wollten ihn in der Schweiz ausstellen.
Sam hatte sich monatelang damit befasst, aber die Schweizer konnten sich anscheinend immer noch nicht entscheiden. Es war zu schön, um wahr zu sein, dachte er schon. Es dauerte und dauerte und dann dauerte es noch etwas länger. Sam hatte sich die Ausstellung schon aus dem Kopf geschlagen, als sie ihn schließlich doch noch in seinem Atelier besuchten: der Millionär, sein Bankier und die Museumsdirektorin, eine Frau namens Eva.
»Bizarr«, sage ich.
Sam spürt meine Skepsis. Und versteht sie sehr wohl. Doch bei diesem Atelierbesuch ist der Schweizer sofort zur Sache gekommen. Wie ein Kind in einem Süßwarenladen hatte er sich zehn Gemälde ausgesucht. Das kleine dort. Und dieses, das auch, die Frauen im Regen unter den Schirmen.
Sam fühlte sich unbehaglich. »Aber wie misstrauisch kann man noch sein«, fragte er, »wenn das Geld ein paar Tage später auf dem Konto ist.«
Die Ausstellung findet statt. Im Juli. In diesem Privatmuseum. Mit rund hundert Zeichnungen und Gemälden, darunter auch die zehn, die der Schweizer schon gekauft hat.
Ich sehe es vor mir. Mit einer Ausstellung in einem Kaff, das niemand kennt, schafft der niederländische Maler Samuel Drukker den Durchbruch im illustren Kreis vermögender

europäischer Kunstsammler. Russische Oligarchen, Schweizer Investoren, abgedankte Filmdiven … Sophia Loren scheint in Roggwil eine Stammkundin zu sein. Das ist wirklich eine gute Story, denke ich. Ein sympathischer Held. Ein unwahrscheinlicher Plot. Und ein Höhepunkt mit Champagner.
»Wenn sie tatsächlich stattfindet«, sage ich zu Sam, »begleite ich dich.«

∞

Als ich im Juni mit Sam Drukker über eine Kunstmesse schlendere, habe ich schon Monate kein Wort mehr für die Zeitung geschrieben. Es klappt einfach nicht. Meine Muskeln verkrampfen im Rhythmus der Pillen. Immer wenn die Wirkung der Medikamente nachlässt, nimmt der Schmerz zu. Krämpfe im linken Zeigefinger, in den Fußsohlen, zwischen Gesäß und Kniesehne, im Nacken. Im Supermarkt fuhrwerke ich mit einem Zweikilonetz mehliger Kartoffeln herum, das einfach nicht in die Plastiktüte will. Immer häufiger bleibe ich daheim. Länger als eine halbe Stunde zuzuhören, gelingt mir nicht mehr. Auch dann nicht, als mir Sam in einem Restaurant von den Vorbereitungen der Ausstellung in Roggwil erzählt – dem Einpacken, dem Transport, der Hängung. Meine Aufmerksamkeit erlahmt, ich stelle keine Fragen mehr, erinnere mich schon während des hastigen Essens nicht mehr genau daran, was Sam gerade gesagt hat.
Wieder einmal verliere ich den Faden.
Das droht meine letzte Geschichte zu werden.

∞

Lächelnd öffnet mir Sam, als ich eines Morgens an der feuerwehrroten Tür seines Ateliers klingele. Durch einen langen gekachelten Gang geht er mir voraus und dann rechts eine ungestrichene Treppe hinauf.

»Wenn du noch zur Toilette musst ... es ist nur hier unten eine«, gibt er mir zu bedenken, genau wie bei meinem ersten Besuch.

Eine weitere Treppe und dann noch eine. Im vierten Stockwerk gehen wir durch eine schwere Tür zu seinem Atelier, vorbei an Stellagen mit Gemälden und an den Fenstern seines Büros – hier verwahrt er seine Bücher und kocht sich neben dem Spülstein Kaffee. In seiner Werkstatt sehe ich fünf Staffeleien, an denen er offenbar simultan arbeitet. An der einen Wand Dutzende von Gemälden. Porträts von Tänzerinnen in Reifröcken. Dunkelhäutige Boxer. Ein haushohes Gemälde von einem Greis auf einer Leiter vor einer flammend roten Fläche; als er damit fertig war, hatte Sam seine Assistentin angerufen: »Ich glaube, ich habe Gott gemalt.«

An der Wand, dem Greis gegenüber, ein Regal. Eine altmodische Stereoanlage, reihenweise CDs von Bach bis Miles Davis. Schubladen mit Bleistiften und Federn. An der Wand ein Tennisschläger aus Holz. Am Fenster zur Straßenseite eine kleine weiß gestrichene Orgel. Auf dem Boden liegt eine Skizze in chinesischer Tusche.

»Erkennst du ihn?«, fragt Sam.

Ich nehme an, er hat die Skizze für mich hier liegen lassen.

Hm. Ein bekannter, charakteristischer, etwas plumper Kopf. Aber von wem bloß?

Sam nennt den Namen eines Schriftstellers.

»Ach ja, natürlich.«

Ich erinnere mich an unser Gespräch über diese Streichhölzer. Das habe er von seinem Onkel Flip, hatte Sam erzählt. Flip ist der Bruder seines Vaters. Ein fantastischer Zeichner, der nur fünf Ausstellungen hatte. Immerzu sagte er, sein Werk sei noch nicht fertig. Ein schwieriger, traumatisierter Mann, der mit einem Streichhölzchen zeichnete.

Ich musste natürlich an Schwalben denken. Schwalben-Streichhölzer, *manufactured at Uddevalla Tandstickfabrik, Sweden.*

Dieses unbequeme Zeichnen, hockend, bis es wehtut, bis es in seinen Knochen brennt, erinnert mich daran, dass ich, lange bevor ich eines Abends Schwalben und Fledermäuse sah, begriffen hatte, dass in diesem Brennen ein Sinn liegt. Ich war halb so alt wie heute. Von meiner damaligen Geliebten verlassen, betrank ich mich drei Monate lang. Tag für Tag torkelte ich weit nach der Sperrstunde, eher kriechend als gehend, aus der Kneipe; solange ich heulte, schenkte mir der Barmann gnädig nach. Jeden Tag schlief ich bis in die Puppen. Erst im Laufe des Nachmittags tauchte ich auf und kroch in der Redaktion hinter meine Olivetti-Schreibmaschine, grau und unrasiert, aus allen Hautfalten qualmend, nicht ansprechbar, jeden Anruf fürchtend, zu keinem Satz imstande.

Gegen Ende dieses Jahres war ich nur noch wenige Gläser von einem leichten Delirium entfernt. Ich hörte auf zu trinken. Das Leid musste durchlitten werden.

Ich glaube, ich habe damals entschieden, dass das einen Wert gehabt hatte. Dass das Leben nur herrlich sein konnte, wenn man auch dazu bereit war, den Geschmack des Verfalls auszukosten. So wie ein Läufer nach Übersäuerung sucht. Ein Maler nach einer zerbeulten Holztafel und einem Hölzchen mit Tusche.

Nie wieder war ich so stockbesoffen. Ich wollte diese Monate nicht missen.

∞

Anfang Juli reise ich in die Schweiz, um Sam zu sehen. Seine Boxer, seine halb nackten Frauen unter Schirmen, seine Ophelia, seine Frau mit Sense, seine Selbstporträts – Sam pudelnackt vor einer Staffelei, ein wenig wie ein Schlemihl, der alles sieht. Ich will mir auch noch einmal ein Bild ansehen, das er »Vier Frauen« genannt hat: sein Porträt von vier Freundinnen, die ihm früher einmal, unabhängig voneinander, Modell gestanden hatten. Sam hat sie auf einem mannshohen rechteckigen Gemälde vor einem dunkelroten Hintergrund vereint, ebenso nackt wie damals, aber älter, eine von ihnen etwas schüchtern, gleichwohl auf Pumps, die anderen drei geerdet und selbstbewusst – vier Frauen mit breiten Hüften und hängenden Brüsten.
»Auf der Grenze zwischen Schönheit und Abtakeln«, sagte Sam.
Nein, dachte ich. Die Schönheit des Abtakelns, darum muss es gehen.

Kaltenberg ist ein Weiler bei Roggwil, ein Kaff am Ende der Welt. Von meinem Hotel im nahe gelegenen Örtchen laufe ich in einer knappen Stunde bis zur alten Pflasterstraße. Hier hatte es früher ein sehr berühmtes Restaurant gegeben. Nachdem es vor zehn Jahren bis auf den letzten Balken niedergebrannt war, hat ein Immobilienunternehmer aus der Gegend die verkohlte Ruine gekauft. Der neue Inhaber musste versprechen, auf seiner Asche ein neues Restaurant zu eröffnen. Doch der moderne, aus Glas und Beton konstruierte Bau war als Gastrotempel völlig ungeeignet. Er war zu anderem berufen. Hier brachte der Millionär seine Kunstsammlung unter, Dutzende und Aberdutzende von Gebirgslandschaften.
Und heute, an diesem Donnerstag, vor der Vernissage am Freitag, trotte ich nun hinter Sam her. Mein Körper ächzt beim

Umherschlendern, doch Sams Betriebsamkeit fasziniert mich. Er schaut und schaut, geht von Saal zu Saal, vom Flur zum Balkon, vom Kabinett in den Keller, um mehr als hundert seiner Gemälde und Zeichnungen aufzuhängen. Richtige Höhe. Sichtachse. Zusammenhang. Die Boxer hierhin. Die Ophelia dorthin. Irgendwo muss Gott auf einer Leiter stehen.

Im Souterrain ruckelt er liebevoll zehn Porträts zurecht. Dieses Messen und Zirkeln rührt mich, ebenso wie mich die Porträts selbst bewegen. Ich kenne ihre Geschichte. Sam hat sie mir ein Jahr zuvor erzählt. Wir saßen in seinem Atelier, er auf einem Küchenstuhl, ich im einzigen bequemen, altersschwachen Sessel. Wir redeten über Streichhölzer, Tusche und die englische Landschaft, doch mein Blick wanderte immer wieder zum Porträt eines alten Mannes, das auf ein kleines rundes Stück Sperrholz gemalt war, auf dem ein Zimmermann die Zahl »32« hinterlassen hatte. Die Zahl stand auf dem Kopf. Ein Jude, sagte Sam – er wolle lieber nicht darüber reden.

Was er dann doch tat.

Dieser alte Mann, sagte er, sei der erste eines Projekts, das *Minje* heißen solle. Zehn sollten es werden, weil zehn Männer, die ihre Bar-Mitzwa abgelegt hatten, nach dem jüdischen Gesetz eine »Gemeinschaft« bilden. Eine *Minje* im Jiddischen. Oder ein *Minjan* im Hebräischen.

Man braucht zehn erwachsene Männer für einen Gebetsgottesdienst, einen festlichen Gottesdienst oder eine Trauerfeier. Sam suchte zehn Männer, die alt genug waren, den Krieg damals bewusst miterlebt zu haben. Es sollte seine Würdigung einer Generation werden, die, wie ihm mit einem Mal bewusst geworden war, am Verschwinden war. Er musste sich beeilen. Manche von diesen Männern waren schon hundert.

Mit einer gewissen Scheu hatte er sie besucht, in etwas luxuriöseren Pflegeheimen oder Apartments. Manchmal redeten sie über den Krieg, manchmal nicht. Sam schaute und zeichnete. Einer der alten Männer, er war Arzt gewesen, zählte Sams Augenaufschläge. Hundertvierzig pro Minute.

∞

Um meinen Kopf freizukriegen, wandere ich am Freitagnachmittag wieder nach Kaltenberg. Im großen Saal direkt neben meinem Hotelzimmer hat in der vergangenen Nacht eine Meute ausgelassener Schüler ein ausschweifendes Abiturfest gefeiert. Wummernde House-Musik. Mädchen, die kreischten – als würden sie auf einer Achterbahn in die Tiefe rauschen. Das Catering klebe an den Wänden und auf dem Boden, sagte der Hotelmanager heute Morgen, als ich mich beschwerte.
Es täte ihm leid. Auch für mich. Ich müsse verstehen, ich sei der einzige normale Hotelgast. Niemand hatte daran gedacht, mich vorzuwarnen. Entschuldigung. Könnte eine Flasche seines allerbesten Weißweins vielleicht etwas wiedergutmachen? Ich sagte nur, das schiene mir eine vortreffliche Sühnegabe zu sein. Danach rasierte ich mich unter der Dusche, zum ersten Mal mit Daniels elektrischem Apparat. Vom Gefühl und Geruch her ist das nicht so urwüchsig, wie Wange und Kinn mit dem Messer zu Leibe zu rücken, es ist kein Scheren, so wie Wildleder kein Leder, Malzbier kein Bier, ein Loskauf kein Glücksspiel, Fiktion nicht Wirklichkeit ist, doch ich habe mich in der letzten Zeit zu oft geschnitten.
Am Rande des kleinen Ortes komme ich an eine Weggabelung. Folge ich dem direkten Weg entlang der Gleise? Oder entscheide ich mich für den Spazierweg? Ich nehme den Umweg. Am Ende der Straße gehe ich nach rechts, etwas den Hang hinauf und dann nach links, vorbei an wogenden Feldern und einem breiten, hinter Bäumen und Sträuchern versteckten

Bach. Ein staubiger Sandweg, noch eine Abzweigung, ein Pfad, der den Hang hinabführt, bis sich endlich die Aussicht öffnet auf Hügel, tiefgrüne Wälder, eine Vorahnung höherer Berge. Das ist die Landschaft, in die der Immobilienmillionär so vernarrt war, als er sein Privatmuseum eröffnete. Nachdem ich am Tag zuvor lange genug zugesehen hatte, wie Sam sein Werk über die Säle verteilte, hatte ich mich auf die Sonnenterrasse gesetzt. Der Eigentümer des Museums, ebenso alt wie Sam, ebenso lässig in Jeans, bot mir ein Glas Wein an. Er erzählte von seinem ersten Gemälde. Vor einem ganzen Leben – er hatte erst kurz als Zimmermann bei seinem ersten Chef gearbeitet – hatte er die bescheidene Werkstatt übernommen. Sein Meister hatte ihn nach der Übernahme der Schreinerei gewarnt: Zweimal im Jahr käme ein Mann in die Werkstatt und bitte um Rahmen – und der Zorn des Herrn möge ihn treffen, wenn er das Herz hätte, den Fremden wegzuschicken, dachte ich mir dazu. Der Mann heiße Ammann. Er sei Maler. Und arm wie eine Kirchenmaus. Ammann bezahle mit Bergen.
Als der Immobilienmillionär sein Museum eröffnete, besaß er hundertsiebzig Gemälde. Heute verwahrt er in seinem Keller, in einer Wand von Rollschränken, einen Teil seiner zweitausend Kunstwerke – auch Holländische Meister, moderne Kunst, abstrakte Gemälde. Dafür hat er eine ganze Menge seiner Immobilien verkauft. Was sowohl seinen Bilanzen als auch seiner Stimmung guttat.
»Geld interessiert mich nicht«, sagte er. »Die Leinwände im Keller bringen nach Ansicht meiner Geschäftsfreunde nichts ein, aber sie klagen auch nicht.«

Die Eröffnung geht an mir vorbei. Als Sam seine Rede hält, im Stehen auf der Treppe zum ersten Stock, muss ich mich an der

Balustrade auf der Empore festhalten. Stehen will mir nicht mehr gelingen, mein Bein schleift nach, mein schiefer Kopf kann das Gewisper höflicher Anekdoten und das Geplätscher des Wasserfalls, der sich von der Lichtkuppel im Dach bis in den Keller ergießt, nicht mehr ertragen.

Eine Geschichte habe ich, das weiß ich, aber was mir fehlt, ist noch ein Schluss, eine Apotheose, ein Höhepunkt, oder zumindest eine läuternde Einsicht. Ich wanke ins Souterrain, langsam dämmert mir, dass ich mir wohl einen besseren Moment hätte aussuchen können, um aufzugeben. Unten betrete ich den Saal mit den zehn jüdischen Männern. Ich betrachte sie und ganz allmählich wird mir bewusst, dass ich dieser Porträts wegen nach Roggwil gekommen bin.

Sams Vater war Jude, seine Mutter war keine Jüdin. Und daher war Sam nach jüdischem Gesetz ebenfalls kein Jude. Nicht mal ein bisschen, nicht mal »zur Hälfte«. »Wir waren keine Juden, wir waren nichts«, sagte er.

Warum diese Menora zu Hause im Wohnzimmer stand, erfuhr er als Schüler von anderen. »Und als ich zwölf war, gingen meine älteren Schwestern nach Israel. Als der Siebentagekrieg ausbrauch, saß mein Vater den ganzen Tag vorm Radio. Mir sagte das damals nichts. Später schon. Später wurde es größer und größer, es war wie in einem freien Fall.«

Sein Vater schwieg, nicht mürrisch, nicht zornig, aber – so stelle ich es mir vor – doch ein wenig distanziert. Mit kaum einem Wort erwähnte er den Zweiten Weltkrieg, der, wie Sam sagte, »doch überall im Verborgenen lauerte« – in den Büchern seines Vaters, in Geschichten, die zu »scheußlich« waren, um bei Tisch erzählt zu werden. Lange war Sam sich kaum bewusst, dass der größte Teil der Familie seines Vaters nicht zurückgekehrt war. Als er das zu begreifen begann, hatte er nicht mehr den Mut, Fragen dazu zu stellen.

Nachdem sein Vater gestorben war, hatte Sam eine Zeit lang nicht gemalt. Als er in sein Atelier zurückkehrte, begann er mit einem Selbstporträt. Danach dauerte es weitere fünfzehn Jahre, bis er auf den Gedanken mit der *Minje* kam. Zehn Porträts von zehn jüdischen Männern. Ich sah sie mir an, Bild für Bild. Sam hatte nicht zehnmal seinen Vater gemalt – und in gewisser Weise hatte er ihn doch gemalt. Er hatte »den« Vater porträtiert, den jüdischen Vater, und indem er das zehnmal tat, eine Gemeinschaft festgehalten.
Sein Selbstporträt, dachte ich, hat damit sehr viel zu tun. Es war aus demselben Verlangen, derselben Notwendigkeit entstanden, das festzuhalten, was verschwindet – genau wie das Porträt der vier Frauen. Der Sohn, der sich selbst malt, nimmt den Platz des Vaters ein, der nicht mehr da ist. Und in der Würdigung einer Generation jüdischer Männer verbirgt sich die Frage, wer sein Vater war, wie Sam seinen Vater sah – die Frage, nicht die Antwort.
Ich sah sie mir an, Bild für Bild.

Lasst mich erzählen

Vor der Halle auf dem Industriegelände stand ein staubiger Jaguar vor einer Phalanx von Bürocontainern. Es war Winter und kalt, der Himmel blitzblank. Drinnen fragte ich am Schalter nach dem Inhaber des Auktionshauses. Kurz darauf führte er mich herum, am Parkplatz mit dem klassisch schwarzen Jaguar vorbei zu seinem Lager voller Hausrat und Ladenhüter. Direkt hinter der Eingangstür standen ein Hühnerstall, ein paar Fahrräder und ein mehrere Meter langer Industriekompressor. In einer Ecke der Halle prangte eine vollständig zerlegbare Bühne. Ein Stück weiter überragte ein antiker Wäscheschrank alles andere. Im hinteren Teil des Lagers waren die Regale mit weißen Toilettenschüsseln und dem Inventar von mehr als einem Fitnesscenter vollgestopft: mit Crosstrainern, Laufbändern, Rudermaschinen, Hometrainern und Kraftgeräten. Auf einer Palette lag eine Leuchtreklame vom Café *Drie Gezusters*.

Der Auktionator komplimentierte mich zu seinem Büro. Dort tranken wir Kaffee. Ich war nicht ganz bei der Sache und driftete in Gedanken immer wieder zu dieser Leuchtreklame und dem Dame-Weltmeister ab, der die andere Seite nicht erreichen konnte.

Der Geschäftsmann mochte nicht älter sein als dreißig. Er leitete eines der fünf größten Online-Auktionshäuser des Landes. Ankauf und Verkauf von Konkursmassen und Restposten. Als

Praktikant bei einem Gerichtsvollzieher war er vor sechs Jahren auf den Gedanken gekommen, dass er die beschlagnahmten Gegenstände nicht unbedingt an einen Trödler verhökern musste, sondern sie auch selbst versteigern könnte. Zunächst brachte er die Sachen im verrauchten Hinterzimmer einer Dorfkneipe unter den Hammer. Mittlerweile versteigerte er alles übers Internet, immer häufiger im Auftrag von Banken und Kuratoren, aber auch auf Anfrage von Privatpersonen, die ihren Großvater begraben hatten und nun den Hausrat veräußern wollten.

Das Versteigern habe etwas von einem Gesellschaftsspiel, erzählte er. Einem unterhaltsamen Abend vor dem PC. Jede Versteigerung findet innerhalb eines bestimmten Zeitrahmens statt. In den letzten Minuten versucht jeder einen Coup zu landen. Wer bei Auktionsschluss das höchste Gebot abgegeben hat, gewinnt. Einen Drucker für wenig Geld. Einen grauen Aktenschrank, fast geschenkt. Eine Papierschneidemaschine, eine Stereoanlage, einen Wasserkocher, einen Papierkorb. Die unvermeidliche Senseo-Kaffeemaschine.

Er fragte, ob ich noch Kaffee wolle, und starrte mich an, als stimme etwas nicht mit mir.

Ich nickte mit offenem Mund. Kaffee. Ja gerne.

Die Fragen, die ich noch stellte, waren zu vage, führten vom Hölzchen aufs Stöckchen. Als ob ich alles gleichzeitig wissen wollte, aber kaum in der Lage war, zu erklären, warum ich eigentlich hergekommen war. Meine Zunge klebte am Gaumen. Ich fühlte mich wie ein Scharlatan. Als ob in diesem Zimmer ein Mann, der mir sehr ähnlich sah, Kaffee trinken und unbeholfene Fragen stellen würde, ich selbst aber gar nicht dieser Mann wäre – oder nur halbwegs.

Seine Antworten wurden knapper und ungehaltener.

Ich konnte es ihm nicht verdenken. Wahrscheinlich dachte er, ich hätte eine durchzechte Nacht hinter mir, was nicht der Fall war.
Oder lag ich falsch? Und er war auch sonst etwas kurz angebunden. Wer hier im Norden eine Bäckerei betritt und »Brot« raunzt, so herrisch, als würde er einem Hund ein Kommando zurufen (»Platz!«), erntet keine erstaunten Blicke.
Vielleicht spielte sich das nur in meinem Kopf ab. Und ich unterstellte zu Unrecht, dass der junge Unternehmer – er hätte mein Sohn sein können – mich so wahrnahm, wie ich mich selbst dort sitzen sah, als einen etwas älteren Journalisten in ausgeblichenen schwarzen Jeans mit T-Shirt und Sakko, der seinen Kaffee verschüttete, weil ihm die Hand zitterte.
Ungeschickt, kleckernd, Spucke verschluckend, schnappatmend, leicht stotternd.
In diesem Container an der Autobahn passierte mir Anfang 2014 zum ersten Mal, was ich nicht hatte kommen sehen: Ich rang nach Worten, stolperte über Vokale wie ein Kindergartenkind über Legosteine und wirkte wie ein Trottel.
Wortgestolper würde ich das später nennen.

∞

Seit meinem achtzehnten Lebensjahr schreibe ich für Zeitungen.
Es war ein dummer Zufall.
Axel hatte begonnen, Volkwirtschaft zu studieren. Peter hatte sich für Psychologie entschieden. Und ich würde Geschichtslehrer werden. Aber in meinem Zimmer las ich die absurden Erzählungen eines manisch-depressiven Autors, die Parlando-Gedichte eines Psychiaters und allwöchentlich die uferlos langen Reportagen in den meinungsbildenden Wochenzeitschrif-

ten. Mit Axel begann ich Schach zu spielen. Und an warmen Abenden, es muss schon spät im August gewesen sein, versuchte er mir auf dem »kleinen Platz«, einem Basketballfeld am Rand des Viertels, in dem er wohnte, in der Nähe der Hafenbahn, den Korbleger beizubringen, um danach in einem Spiel eins gegen eins an mir vorbeizuziehen, als ob ich gar nicht daständе. Er war besser, Axel war in allem besser.
Auf dem kleinen Platz muss ich ihm erzählt haben, dass ich Mitarbeiter in der Sportredaktion einer Morgenzeitung werden könnte. Journalismus, das hörte sich für ihn gut an. Axel hatte sämtliche Sportergebnisse im Kopf, er wusste immer noch alles, fand das vollkommen normal und konnte sich nicht vorstellen, dass ich ein anderes, sumpfigeres Gedächtnis hatte.
Drei Monate später verkaufte ich die Bücher über die antiken Ägypter, die ich kein einziges Mal aufgeschlagen hatte, und fuhr samstags zu strenggläubig-christlichen Dörfern an der Küste. Der Geruch von fettem Fisch, von fettem Gras auf dem Hauptspielfeld in einer Dünensenke und das Bild der von ebenso fanatischen wie tiefgläubigen Dorfbewohnern bis auf den letzten Platz besetzten Tribünen ist mir in Erinnerung geblieben. Die protestantische Zeitung respektierte die Sonntagsruhe und berichtete ausschließlich, dann allerdings auch seitenweise, über Samstagsfußball.
Danach habe ich nie mehr etwas anderes getan als schreiben.
Interviews mit Dichtern, elegische Reportagen über den Untergang der belgischen Schwerindustrie und den letzten Nachtclub mit Cabaret in einer Provinzhauptstadt, das Porträt von Dresden nach der Wende und düstere Analysen der Digitalkultur, des Vormarschs des Internets und des Verschwindens der Zeitungen. Und schließlich die Reportage über Unternehmer, die ihr Geld gerade an der Krise verdienten, wie etwa ein

Goldhändler und ein Pfandleiher und wie der Online-Auktionator auf einem Industriegelände neben der Autobahn.

Und dort begann es schiefzugehen.

Wenn ich Geschichten erzählen will, muss ich lesen, denken und schreiben können. Ich muss mich umschauen können und den Mut haben, nicht allzu einfältige Fragen zu stellen. Auch wenn ich mal wieder stolpere oder mich gerade versteife, gelingt mir das noch. Wenn Lesen mühsamer wird, besorge ich mir eine neue Gleitsichtbrille. Wenn meine Handschrift zerbröselt, lasse ich bei Interviews einen digitalen Rekorder mitlaufen. Aber wenn ich nicht mehr klar denken kann, bin ich erledigt.

∞

»Das ist wirklich eine gute Geschichte«, lacht ein Kollege auf dem alljährlichen Galaabend in der *Schouwburg* in Den Haag. Jovial klopft er mir auf die Schulter. Kurz zuvor habe ich mit fünf Kollegen unseres Investigationsteams *De Tegel*, den Oscar des niederländischen Journalismus, in Empfang genommen. Für die Rekonstruktion der Krawalle, die aufgekommen waren, als tausende von Jugendlichen in mein Dorf eingefallen waren, um das Geburtstagsfest eines sechzehnjährigen Mädchens zu feiern, das versehentlich eine offene Einladung auf Facebook gepostet hatte. Die örtlichen Behörden und das Polizeikorps hatten das Risiko falsch eingeschätzt: Das Fest war zu einer Schlacht zwischen sturzbesoffenen Skinheads und überrumpelten, zu Tode erschrockenen Bereitschaftspolizisten ausgeartet.

»Nun kannst du auf dem Höhepunkt aufhören«, sagt der Kollege.

Er meint es nicht so. Er kann nicht wissen, dass mir der Gedanke ans Aufhören schon eine ganze Weile im Kopf herumspukt. Ich lächle vermutlich dämlich, mit einem schief stehenden Kopf, herabhängender Unterlippe und offenem Mund. Doch immerhin elegant in Schlips und Kragen.
»Aber wie geht es dir denn jetzt?«
»Es geht«, sage ich.
Er nimmt einen Schluck und schaut mich an.
»Es ist zu schaffen.«
Ich erzähle ihm nicht, dass ich ans Aufhören denke. Ich will die Stimmung nicht trüben. Inmitten von hunderten von zechenden Journalistenkollegen ist jetzt nicht die Zeit zu jammern. Weil man ihnen den Spaß nicht verdirbt. Weil man um seine eigene Entwürdigung nicht so viel Aufhebens macht. Weil ich es auch wirklich nicht mehr weiß.
Ich nehme mir einen pikanten Snack von einem Tablett, kippe noch ein Glas Weißwein hinunter. Und mache, dass ich wegkomme.
Auf der Treppe des Theaters stecke ich mir eine Zigarre an. Laut Beipackzettel von Requip ist es nicht ratsam, jetzt mit dem Rauchen aufzuhören. Über Trinken steht da kein Wort.
Ohne zu wissen, was das zu bedeuten hat, denke ich manchmal, dass es doch genug gewesen ist. Nicht wegen dieses Journalisten-Preises, auch wenn ich den immer schon gewinnen wollte. Ich bin zufrieden mit dem, was ich geleistet habe. Ich habe keine Eile mehr. Kein Bedauern mehr über das, was mir nicht so von der Hand ging. Lächelnd gebe ich meinen Kollegen gegenüber zu, dass ich acht Jahre lang wohl kein so toller stellvertretender Chefredakteur gewesen bin. Zu schroff. Zu direkt. Nicht besonders umgänglich. Kein sozialer Typ. Und die bahnbrechende Lösung, wie man die Zeitung vor dem vermaledeiten Internet retten könnte, habe ich auch nicht parat.

Dass ich als Journalist wieder anfangen musste zu schreiben, als ich krank wurde, war eigentlich Glück im Unglück. Es gehe doch nichts, stimmten mir meine Kollegen zu, über eine gute Geschichte.
Während sie sich zu fünft vornehmen, sich in dieser Nacht, im Foyer oder in irgendeiner Kneipe, ordentlich zu betrinken, schlurfe ich eine halbe Stunde nach der Preisverleihung zu meinem Hotel, hundert Meter vom Theater entfernt. Müde. Zu viele Leute. Zu viel Lärm. Ich kann Gedränge nicht ausstehen. Bei Gedränge zieht es mir immer das linke Bein weg. Ich denke daran aufzuhören, weil weiterzumachen fast nicht mehr möglich ist.
Etwa einen Tag später bekomme ich eine Mail von Axels betagtem Vater. Er gratuliert mir zu meinem Preis. Ich bin gerührt. Auch er hat nie wieder etwas von Axel gehört.

∞

So wie andere von ihrem Glauben abfallen, verließ ich den Journalismus. Das geht nicht mit einem Mal. Das muss vergehen. Es ist ein Entwöhnen, als höre man auf, maßlos zu trinken, als versuche man nicht etwas, sondern jemanden zu vergessen. Es kommt der Tag, an dem man Papiere unterschreibt, seinen Zugangsausweis abgibt und etwas aufgibt – doch das erfordert mehr als diese eine Entscheidung.
Mein letzter Artikel liegt schon ein halbes Jahr zurück, als mir dämmert, dass es nicht mehr geht. Nichts, nicht einmal eine Glosse, bringe ich diesen Sommer aufs Papier. Ein halbes Jahr, ein Jahr vielleicht schon habe ich den Schein gewahrt, Reportagen erdacht, Dossiers gelesen, Termine notiert, mir bei allem Möglichen selbst in die Tasche gelogen und mich dabei unsichtbar gemacht, indem ich mich fernhielt, zu Hause arbeitete, aus

Scham vielleicht und weil ich nicht anders konnte, weil das Schreiben mich schmerzte und mir die Augen zufielen, auch wenn ich nicht schlafen wollte. Ich war immer so unglaublich müde.

Alles, was bisher selbstverständlich war, ist nun brüchig geworden. Was ich so lange mit Leichtigkeit getan habe, wurde schwerfällig und zäh. Von Woche zu Woche werde ich steifer und ungelenker, fragt mich jedoch ein Kollege, wie schnell es voranschreitet, weiß ich keine rechte Antwort. Es geht schneller, als ich hoffte, und doch auch langsam, so langsam, dass man sich daran gewöhnt, langsamer auch, als es ein Freund erwartete, den ich über ein Jahr nicht mehr gesehen hatte. Wir hatten uns in einem Café verabredet. Als er hereinkam, sah ich, wie er in der Tür zögerte. An der Bar saß ein Mann meiner Statur auf einem Hocker, an dem zwei Krücken lehnten. Mein Freund wollte ihm schon auf die Schulter klopfen, als er mich, gerade noch rechtzeitig, in einiger Entfernung sitzen sah.

»Ich dachte einen Moment lang, das wärst du«, gestand er, als er sich zu mir setzte.

»Ich kann noch gehen«, sagte ich. Es sollte zynisch klingen, glich aber eher einer Entschuldigung.

∞

Gegen Ende dieses Sommers räume ich in der Redaktion der Zeitung meinen Schreibtisch. Ich leere die Ordner, in denen ich meine Ideen gesammelt habe. Sortiere die Einschubmappen mit den ausgedruckten Unterlagen. Werfe die Notizbücher, die ich gleich Erinnerungen mit mir herumgeschleppt hatte, in den Altpapiercontainer, ebenso wie einen dicken Packen Visitenkarten von »Kontakten«, die sich schon längst »einer anderen Herausforderung« gestellt haben.

Auch mein Smartphone und meinen Laptop gebe ich ab, nachdem ich sie auf Werkseinstellung zurückgesetzt und damit ihren Speicher gelöscht habe. Kann Google so einen »hard reset« nicht auch bei mir durchführen?

Zum Abschiednehmen gehe ich nicht mit den Kollegen in die Kneipe. Lasst mich, bitte ich in der Redaktion, noch einmal eine Geschichte erzählen. Allen, die mittags bei einem Käsebrötchen und einem Glas Buttermilch zuhören möchten. Eine Geschichte über das Erzählen. Über Journalismus, der eindringlich und faszinierend ist, und ebenso gut wie Literatur. Geschichten mit Hand und Fuß, mit einem Helden, seinen Dämonen und seiner Suche. Und mit einer Lösung.

Sie kommen alle. So werde ich mich zumindest daran erinnern.

Sie essen ein Brötchen. Sie hören zu.

Ich erzähle, bis die Dreiviertelstunde um ist.

»Das ist es, was ich noch sagen wollte. Und jetzt gehe ich fort.«

Ich werde auch nicht vergessen, dass sie mir applaudierten.

Als ich die Tür des Hinterausgangs ins Schloss habe fallen lassen und vom Parkplatz fahre, sehe ich am Giebel das Schild eines Immobilienmaklers. Die Zeitung steht zum Verkauf, nun ja, zumindest das Gebäude.

In dieser einen, nicht einmal zu einem Viertel gefüllten Umzugskiste finde ich nachmittags, zwischen Post-its, zwei Päckchen Heftklammern und anderem Kram, die Uhr meines Vaters. Ich hatte schon vergessen, dass ich sie vermisste. Nach seinem Tod habe ich sie von meiner Mutter bekommen. Eine Certina New Art. Ein Schweizer Modell. Vintage inzwischen. Gelbgoldenes Gehäuse und *stainless steel back*. Stoß- und wasserfest, aber schon so oft mit mir umgezogen, dass das Glas voller Kratzer ist, das Lederband fehlt und sie sich nicht mehr aufziehen lässt.

Auch das ist zu schaffen

Als täte ich das tagtäglich, schiebe ich Frank durch den Flur zum Ausgang und über die steinerne Schwelle der Außentür hinweg. Es nieselt. Mein Wagen steht zehn Meter entfernt. In aller Eile will ich meinen früheren Kollegen schon über den Bordstein karren, als mir einfällt, dass ich das rückwärts tun muss. Ein Mann in seinem Rollstuhl. Über die Bordsteinkante. Rückwärts. Ich drehe ihn um 180 Grad, er lässt es mit sich machen, und für einen Moment schaue ich wieder in den Flur, der mich eben noch, als ich dort saß und auf Frank wartete, an ein altes Krankenhaus erinnert hat, an hohe Fenster in Metallrahmen, an graues Linoleum und einen Gang mit einem schmalen, glänzenden Streifen ockergelber Kacheln.

Was wir hier tun, ist Spielen. Eine Szene in einem Einakter. Wir spielen sehr überzeugend die, die wir geworden sind. Wir tun so, als sei es ganz normal, dass ein erwachsener Typ den anderen vor sich herschiebt und ihm mit beiden Händen unter seinen Achseln hochzukommen hilft – als sei das nicht ziemlich intim, wenn man sich vor zehn Jahren das letzte Mal gesehen hat.

Wir spielen schamlose Verlegenheit. So wie wir da im Regen herumfuhrwerken mit uns und dem Rollstuhl, der zusammengefaltet werden muss. Wie das aussieht, wie ungeschickt und linkisch, lässt uns scheinbar kalt, doch wer gut hinsieht, erkennt, dass wir eine Show abziehen.

Sehen wir uns an?
Ich glaube nicht.
Was Frank zu mir sagt?
Gut dich zu sehen. Wie geht es dir jetzt?
Ich öffne zwei Wagentüren, und als Frank sich aufgerichtet hat, klappe ich den Rollstuhl zu einem halben Rollstuhl zusammen. Dann zwänge ich ihn, den Rollstuhl, nicht Frank, auf die Rückbank. »Lass mich mal kurz«, sagt er, dann hievt er sich selbst ins Auto, packt das linke Bein, dann das rechte.
Als ich den Wagen zehn Minuten später in seiner Straße parke, einige Meter von seiner Eingangstür entfernt, sagt Frank, Bewegung sei kein Problem; er fahre noch ziemlich weite Strecken mit dem Fahrrad durch den Polder. In Bewegung zu kommen, sei etwas anderes. Mit beiden Händen hebt er seine Beine aus dem Auto, als ob sie nicht ganz zu ihm gehörten, erst das rechte, dann das linke. Es dauert eine Weile, bevor er zum Stehen kommt. Und es dauert eine Weile – »Wart mal, das geht« –, bis er an seiner Eingangstür ist: Er zögert ein paar Sekunden, als würde er zählen, und hüpft dann die viereinhalb Meter zu seiner Tür. Dieses Hüpfen und die Zeile aus dem Kinderlied sind sein Einsatzsignal, der Dreh, den er braucht, rhythmisch, ein unerlässliches Metrum.
Lieschen lehrte Lottchen laufen, längs des langen Lindenwegs.
Singt er das wirklich, und warum ausgerechnet diesen Stolpervers? Ich kann nicht glauben, was ich da höre. Oder will ich mich später so daran erinnern, ebenso wie an das Linoleum, die Kleiderhaken unter diesem gelben Kachelstreifen, den Geruch nasser Mäntel?
Vor der Eingangstür dauert es noch einmal eine halbe Minute, bis er seinen Schlüssel aus dem Täschchen an seinem Gürtel hervorgekramt hat und ins Haus geht.

Ich sehe, wie erschüttert ich schaue – Akteur und Zuschauer zugleich.

∞

Auf dem Weg zu Frank schreckte ich auf einem matschigen Parkplatz aus dem Schlaf hoch. Kurz eingenickt, zehn Minuten, zwanzig vielleicht. Schon als ich auf den endlosen Deich eingebogen war, waren mir die Augen fast zugefallen. Das passierte mir bei langen Autofahrten häufiger. Gähnanfälle, tränende Augen. Kurz zur Seite fahren, an einer Tankstelle oder auf einem Parkplatz. Tür abschließen, Sitz nach hinten, Brille ablegen, linke Hand in die Jackentasche, damit sie nicht flattern kann, Augen zu.

Mehrfach schon hat mich diese plötzliche Schläfrigkeit beim Schreiben überrascht. Vor meinem PC, mit dem Kopf noch auf halbem Wege zu einem Satz, der vielleicht hätte ganz brauchbar werden können, aufrecht auf meinem Schreibtischstuhl, die Handgelenke auf den Tischrand gestützt, die Finger noch über der Tastatur. Ich war weg, bevor ich es merkte.

Nun nahm ich meine Brille vom Beifahrersitz. Ich kam langsam hoch, steif, aber ausgeruht. Auf dem Parkplatz, wohl eher ein Bauplatz, jagte ein Sommersturm das Wasser aus flachen schwarzbraunen Pfützen. Es regnete leicht. Ich stieg aus. Kalt war es nicht. Von der Reihe schwarzer, kreuz und quer gestapelter Basaltsteine unten am Strand hätte ich wahrscheinlich einen atemberaubenden Blick über die Schaumkronen.

Dann piepte mein Telefon. Eine Nachricht von Frank. Ob sein Rollstuhl auf die Rückbank passen würde. »Dann könntest du mich bei meinem Hypnotherapeuten abholen.«

»Ich fahre den kleinsten Viertürer, den es gibt«, antwortete ich. »Das sollte zu schaffen sein.«

Wir hatten uns zehn Jahre nicht gesehen und nicht gesprochen. Ich hatte Frank aus den Augen verloren, als ich in den Norden zog. Nachdem er im Internet auf mich gestoßen war, hatte er mir eine Mail geschickt. Vor einer Woche hatten wir zum ersten Mal wieder am Telefon miteinander gesprochen, beide nur halbwegs verständlich, als würden wir nicht hunderte Kilometer voneinander entfernt wohnen, sondern wären vierzig Jahre jünger, hätten eine Plastikwäscheleine zur gegenüberliegenden Straßenseite gespannt und wollten uns durch leere Konservendosen erzählen, was alles passiert sei.
Ein Gesprächsthema hatten wir jedenfalls.
Ich hörte Frank nach Luft schnappen, so wie er mein Stammeln und Stottern bemerkt haben dürfte. Wie es uns ginge. Was wir so alles machten. Liest du manchmal noch etwas? Arbeitest du noch? Und ... ist es erträglich? Um danach routiniert die Daten unserer Diagnose zu besprechen und Symptome auszutauschen, als ob wir Quartett spielten. »Kann ich dein Augentränen haben?«
Ich zählte ihm auf, was ich schluckte.
Frank lieferte eine Synopsis seiner Symptome. Er war einen Monat jünger als ich, mir aber drei Jahre voraus. Als ich ihm eingestand, dass es mir bisher besser ging, als ich erwartet hatte, sagte Frank, dass die ersten fünf oder sechs Jahre, soweit er wüsste, »der reinste Spaziergang« seien. Ich verstummte einen Moment. Was meint er damit, dachte ich. Dass diese ersten Jahre, verglichen mit der Zeit vor der Diagnose, ein Vergnügen waren? Oder dass der lange Auftakt einem absolut harmlos erschien, sobald man wusste, was danach noch kam?
»Du kannst doch noch reden«, hörte ich Frank sagen, als ob er das auch schon anders erlebt hätte.
»Meistens, Frank, meistens. Aber das hier ist schwierig.« Reden am Telefon. Er wusste, was ich meinte, denke ich. Wenn man

den anderen nicht sieht, kann man einen fragenden Blick oder ein verstehendes Nicken nicht einsetzen. Keine Frage stellen, ohne sie auszusprechen. Am Telefon ist die eigene Stimme nackt. Man muss sehen, wie man es als der worteverstolpernde Narr, der man ist, stammelnd und schluckend schafft.
Ich komme zu dir, sagte ich noch.

∞

»Weißt du noch, die Traumbibliothek?«, fragte Frank, als wir am Esstisch in seinem Wohnzimmer saßen. Er hatte sie sich ausgedacht, diese Traumbibliothek, vor vielleicht fünfzehn Jahren, als wir für dieselbe Zeitung arbeiteten und vom Internet fasziniert gewesen waren.
Ich konnte mich an den Plan kaum erinnern.
Jeder Redakteur, sagte Frank, sollte auf der Website der Zeitung fünf Buchtitel nennen, die für ihn, für sein Spezialgebiet – oder seinen »beat«, wie die Amerikaner das nannten – wichtig waren. Und sich darüber mit den Lesern austauschen.
»Ich räume alles aus«, sagte ich.
Bananenkisten mit Romanen vergessener Autoren, das Meisterwerk eines arabischen Nobelpreisträgers und die Gedichtbände junger Dichter, die ich nie gelesen hatte und in die ich nie wieder einen Blick werfen würde. Der Secondhandladen konnte sie haben. Einer Gruppe junger Kollegen der Onlineredaktion vermachte ich einige Kisten mit Fachliteratur aus dem Bücherregal in meinem Arbeitszimmer, fünfzehn Jahre Luftschlösser über Journalismus in Zeiten des Internets. Vielleicht konnten sie etwas damit anfangen, mit dieser kleinen, munteren Bibliothek und diesem neuen Medium.

Aus Franks Traumbibliothek war nie etwas geworden. Das sei nicht ihr Job, fanden die meisten Redakteure. Mit den Lesern reden? Daran wäre gar nicht zu denken.
»Es ist immer noch eine gute Idee«, sagte Frank, als ob er letzten Monat zum ersten Mal mit mir darüber gesprochen hätte. Er schenkte mir ein Glas Rotwein ein.
Ich sagte, dass ich nur noch schreiben wolle.
Frank erzählte, die Symptome hätten bei ihm vor sechseinhalb Jahren mit einem Tremor im Daumen eingesetzt. »Bei dir saß es links. Bei mir rechts.« Nachdem er noch eine Zeit lang von zu Hause aus gearbeitet hatte, hatte er vor einem Jahr ganz aufgehört. Vergeblich versuche ich, Frank nicht anzustarren, nicht allzu auffällig nach seinem unaufhörlichen Schütteln und Zittern zu schauen. Der Tremor in beiden Armen war nicht mit anzusehen.
»Ich bin erschrocken über dich.«
»Ob du's glaubst oder nicht«, sagte Frank damals, »aber auch das ist zu schaffen.«

∞

Ich glaubte noch, Franks leicht sonore Stimme – »Das ist zu schaffen« – zu hören, als ich eines Morgens im lauwarmen Wasser des Schwimmbads trieb. Kraftlos zog ich zwischen Senioren Bahnen und spähte ohne Brille halb blind auf Säulen, die wohl von monumentaler Schönheit waren. Aus Wut begann ich im Wasser zu strampeln. Zum Schwimmen sind wir nicht gemacht, das habe ich schon immer gewusst, aber ich tat, was man mir aufgetragen hatte.
Auch Entwürdigung nimmt verschiedene Formen und Maße an. In der engen Umkleidekabine hatte ich mir, auf der Suche nach der Türklinke, die sich auf Knöchelhöhe befand, den

Kopf gestoßen. Bei den Schließfächern fehlte mir eine Hand, um meine Kleider trocken und meine Brille unbeschädigt hineinzubugsieren. Und jetzt schlug mir das Echo, das mich umschwirrte, die plätschernden Schwimmbadgeräusche, die abstoßende Nähe »anderer Alter« aufs Gemüt.
Geh mal schwimmen.
Bevor sie ihre Finger in die Knoten im Bereich meines Schulterblatts drückte, hatte mir meine Physiotherapeutin das Schwimmbad empfohlen. Ihre Massagen linderten den Schmerz. Für einen Tag, für ein paar Stunden. Danach kam er wieder.
Du musst selbst auch etwas dafür tun, sagte sie. Bleib in Bewegung. Fahr Fahrrad. Geh Tango tanzen. Geh schwimmen. Das warme Wasser wird dir guttun.
Ich konnte nichts damit anfangen, so wie ich auch die Gruppentherapie mit Leidensgenossen mied. Mir ging es noch zu gut für wöchentliche Sitzungen mit einem Bewegungstrainer, einem Psychologen und einem Ergotherapeuten, für Gespräche über Coping-Strategien und Hilfsmittel, deren Kosten womöglich die Krankenkasse übernahm, erst recht für nebulöse Ratschläge über Achtsamkeit, Intimität und eiweißarme Diäten.
Trotzdem musste etwas geschehen.
Ich hatte immer noch Franks Stimme im Ohr. »Das dauert noch eine Weile.«
Ich sah ihn noch immer vor mir, seine Spasmen, sein herzzerreißendes Hüpfen. Noch immer konnte ich mir nicht vorstellen, dass es mir auch so ergehen würde, aber es musste einen Grund dafür geben, dass ich Frank besucht hatte. Vor einem Jahr hätte ich die Begegnung mit ihm noch vermieden, so wie ich nach diesem ersten euphorischen Jahr jedem Kontakt mit Leidensgenossen – allein schon dieser Begriff machte mich missmutig – aus dem Weg gegangen war. Gelegentlich erhielt

ich E-Mails. Von einer Frau, die Unterstützung in der alternativen Szene suchte und glaubte, von Johanniskraut und Präparaten des japanischen Gingko-Baums zu profitieren. Und von einem Mann – einem Juristen in meinem Alter –, der spürte, wie sein Gedächtnis ebenso wie seine Fähigkeit, komplexe Situationen zu analysieren, nachließ. Ob wir darüber mal reden könnten. Ich antwortete freundlich, aber reserviert. Jetzt nicht. Noch nicht.

Der Tiefpunkt war erreicht, als man mich bei einer Konferenz über erzählenden Journalismus einem renommierten britischen Fernsehmacher vorstellte. Früher hatte er mal eine Dokumentation über Parkinson gedreht. Vor zwei Jahren hatte er selbst die Diagnose erhalten.

Wir hätten, sagte der Engländer, auf jeden Fall ein Gesprächsthema. »We are members of the same tribe.«

Wir tauschten uns über die Details unserer Medikation aus und gingen routiniert unsere Krankengeschichte durch.

Tremor?, fragte der Brite.

Habe ich links.

Geruch?

Ich sagte, ich gäbe ein Königreich für den süßen Duft eines Frauenhalses.

Der Brite lächelte verständnisinnig.

Netter Kerl, dachte ich, während ich ihn möglichst unauffällig musterte. Ich sondierte das Maß seiner Einschränkungen, wie man das Dienstalter oder ein Jahreseinkommen taxiert.

Das Gleiche macht er gerade auch bei mir, wusste ich.

Nach fünf kurzen Sätzen wurde unsere Konversation schleppend. Unmut machte sich breit, auf jeden Fall bei mir. Wir begriffen, warum man uns einander vorgestellt hatte – nicht unserer Leidenschaft für Geschichten wegen. Der Brite schien mir ein exzellenter Erzähler zu sein, aber ich wusste nicht, ob ich ausgerechnet diesen Fernsehmacher kennenlernen wollte. Ich vermutete, dass er zu britisch und zu höflich war, um einfach aufzustehen und wegzugehen.

∞

Rückenschwimmend ziehe ich eine letzte grimmige Bahn. Dann hieve ich mich an dem verchromten Treppchen triefend aus dem lauwarmen Bad.
Seht mich nur an. Alberne Badehose, große bleiche Füße auf kühlen Kacheln, der Blick wässrig, mein Glied vor Schreck verschrumpelt.
Sie schauen nach mir. Diese lachenden anderen Alten. Die wirklichen Schwächlinge. Sie sehen es mir an. Ich kann es nicht mehr verbergen.
Auf dem Tennisplatz serviere ich den Ball von unten und lass mich von einem jüngeren Mann, der nur noch ein gesundes Bein hat, vom Feld fegen. Meine linke Hand weigert sich, ein Glas vom Tisch zu nehmen (»Nimm das Glas«, befehle ich. »Mach schon. Nimm! Das Glas!«). Ich meide Orte, an denen sich die Meute zusammenrottet, eine Kneipe, in der alle durcheinanderquasseln, und eigentlich gehe ich lieber nicht mehr auf Reisen, nervös, wie ich nun werde, von vollen Bahnsteigen und hin und her schaukelnden Zügen, eingeschüchtert von Hotels mit Rezeptionisten und erschreckt von Zimmern, in die der Straßenlärm eindringt. Selbst Telefongespräche werden wirr. Wie dieses eine Mal, als Frank mich nur halb verstand und es »einen Moment lang« dauerte, bevor ich begriff, was er sagte. Dass das die nächste Phase sei.
Du bist erst wirklich krank, wenn andere es sehen.

Du bist im Nu auf der anderen Seite

Als ich an einem Morgen im Sommer 2014 aus dem Intercity voller Pendler und Studenten steige, stoße ich fast mit einer Frau mit halblangen grauen Haaren zusammen. Im Gedränge auf dem Bahnsteig hatte ich zuerst den hellblauen Rahmen ihres Fahrrads gesehen, eines sportlichen Modells, voll bepackt, mit einem am Lenker festgeklemmten Kartenhalter. Dann erst erkannte ich Marja. Dunkelblaue Regenjacke, schwarze Fahrradhose, strahlendes Lächeln. Wir begrüßen uns wie alte Freunde.

Du hier.

Was für ein Zufall.

Wir sind gerade im Aufbruch. Nach Deutschland. Auf Fahrradtour.

Wie schön. Ganz schön mutig.

Thijs steht zwei Meter hinter ihr. Er weiß nicht, wer ich bin oder warum seine Frau mich so herzlich begrüßt. Vielleicht fragt er sich, ob wir uns früher schon mal begegnet sind, auf einem Spaziergang oder nach einer Probe von Marjas Orchester, bei einem Konzert seines Männerchors oder sonst wo. Ich spüre seine Verlegenheit und Bestürzung. Das verschämte Herumdrucksen ist mir nur allzu vertraut. Plötzlich ist ein Name weg oder die Erinnerung an ein Gesicht.

Wir geben uns die Hand, Thijs und ich.

»Schönen Urlaub«, sage ich, mehr zu Marja als zu ihrem Mann. »Fahrt vorsichtig. Und wenn ihr zurück seid, komme ich vorbei.«
Ob ich denn wieder auf die Insel kommen würde, fragt Marja. Dort wären sie den ganzen September über.
Der letzte Pendler steigt aus. Marja und Thijs schieben ihre für sechs Wochen gepackten Fahrräder in den Zug. Ich winke ihnen nach. Ach Gott.

∞

Diesen Sommer renovieren wir unser Haus. Nachdem die alte, viel zu beengte Dusche immer undichter geworden war und sich an der Decke im Wohnzimmer ein grün-weiß-gelber Schimmel gebildet hatte, haben Klempner und Fliesenleger nun ein neues Badezimmer eingebaut. Außerdem haben wir eine Toilettenschüssel ohne Sprünge gekauft. Wir haben alle Wände glatt verputzen und weiß streichen lassen, Türzargen und Fensterrahmen sind neu lackiert. Ein Zimmermann hat ein verrottetes Kippfenster ausgetauscht; in diesem Fenster hatte sich ein Schwamm festgesetzt, dessen Sporen wie dünner Staub auf die Scheibe gerieselt waren. Über unserer Küche erneuert ein Installateur die jämmerlichen, eingerissenen Bleiabdichtungen.
Und ja, es wird auch Zeit für ein Treppengeländer, das ich nicht mit in die Tiefe reiße, wenn ich demnächst falle.
Das eilt, sagt Sandra.
Sie weiß, dass ich zögere. Sandra sieht, dass ich mich an den warmen Sommer klammere, an die tiefe Morgenstille unter dem Apfelbaum, an den prallen Sonnenschein im Garten hinterm Haus, an das Buch, das ich schreibe, Satz für Satz, durchschnittlich vierzig Wörter pro Tag. Es fällt ihr schwer, mir zu

sagen, dass es mir nicht so gut geht, wie ich selbst glauben möchte. Dass ich steifer bin. Und schlurfe. Dass ich fluchend im Keller von der untersten Stufe abrutsche. Ich rauche Zigarren und trinke Weißwein, beides mehr, als gut für mich ist, und begnüge mich beim Schreiben mit einer einzigen von höherer Hand gewährten Metapher am Tag – aber ich verdränge, dass ich mich verkrampfe, dass meine Motorik manchmal etwas Spastisches hat. Ich lebe darum herum und ignoriere es.

»Diese rostige Regenrinne kommt nächstes Jahr dran«, sage ich zu Sandra.

»Du lebst von Tag zu Tag«, sagt sie.

»So in etwa«, antworte ich. »So in etwa.«

∞

Thijs ist fast achtzig. Ich kenne ihn jetzt ein Jahr, ein Mann, der schon verschwindet, während er noch da ist. Zwischen ihm und diesem Verschwinden steht eine Wucherung, die er unmöglich begreifen kann. Sein Gehirn gaukelt ihm etwas vor. Er weiß, dass etwas zu Bruch gegangen ist, und auch noch, dass sich das nicht reparieren lässt, aber er weiß es nur »vom Hörensagen«, als ob es in dem Gespräch bei Tisch nicht um ihn ginge. Er ist sich des Mannes, der er geworden ist, nicht bewusst und weiß nur, dass manchmal »merkwürdige Dinge« passieren – weil Marja es ihm immer wieder erzählt. Thijs klammert sich an seine Geschichte wie an einen Liedtext, der in einem Schnellhefter seines Männerchors vor ihm auf dem Küchentisch liegt.

Wir sprachen vor einem Jahr zum ersten Mal miteinander, auf der Insel, auf der Thijs und Marja den September in ihrem Ferienhäuschen, einem ausgebauten Caravan mit festem Standplatz, verbrachten. Sie waren damals sechsundzwanzig Jahre miteinander verheiratet. Als sie sich kennengelernt hatten, war Thijs Witwer gewesen. Marja war von einem Mann geschieden, der getrunken hatte. Behutsam und geduldig hatte Thijs die Erziehung ihrer beiden Kinder übernommen. Er war der Mann, den sie immer schon gewollt hatte. Ein freundlicher, bescheidener Mann, der vor langer Zeit die Berufsfachschule und die Abendschule absolviert und dann bei einer Ofensetzerei zu arbeiten begonnen hatte. Durch Vermittlung eines Nachbarsjungen, der wusste, dass Thijs zeichnete, hatte er in einem Ingenieurbüro eine Anstellung als Zeichner gefunden. Als Konstrukteur hatte Thijs Maschinen entworfen. Als er in Rente ging, arbeitete er bei einem Technologieunternehmen im Norden des Landes.

»Dein Verstand ist doch nicht in Rente gegangen«, sagte Marja manchmal verärgert, wenn Thijs in den Jahren nach seiner Pensionierung wieder einmal nichts auf die Reihe bekam. Vielleicht war das das erste Zeichen. Thijs tat fast nichts mehr aus eigenem Antrieb, verhielt sich den Kindern gegenüber mürrisch, schien nicht mehr nachzudenken. Marja musste ihm immer mehr vorsagen. Es kam zu Reibereien zwischen ihnen. Es entwickelte sich schleichend, bis Thijs irgendwann nicht mehr wusste, wohin er im Supermarkt den Wagen zurückbringen sollte. Nach einem Wochenende mit der ganzen Familie in einem Naturfreundehaus sagten die Kinder: »Nun geh aber mal zum Arzt.«

Der sagte ihm, dass er Alzheimer hatte.

Sein Vater hatte das auch schon, erzählte Thijs. Er erinnerte sich, wie der Nachbar einmal mit einem Korb Gemüse an die Tür gekommen war. Sein Vater hatte ihm geöffnet: »Komm nur rein.« Kurz darauf jedoch hatte er in einem Anfall von Raserei das ganze Gemüse wieder nach draußen geschmissen.

Thijs erinnerte sich auch noch, dass seine Mutter, wenn sie Besorgungen machte, ihren Mann draußen warten ließ. »Nicht weglaufen, Jan.«
Sein Vater hatte sich seine Pfeife gestopft und war dort stehen geblieben.

∞

Niemand weiß, wann es beginnt, oder warum. Und niemand weiß, ob es schon begonnen hat. Solange du noch denkst, du könntest dement sein, weil du die Hausschlüssel draußen in der Tür stecken lässt, ist aller Voraussicht nach noch nicht viel passiert. Wenn dich aber deine Kinder hartnäckig dazu drängen, zum Arzt zu gehen, und deine Frau dich schließlich zur Hirnambulanz schleppt, stimmt wohl doch etwas nicht. Sie sieht, wie du in der Küche zögerst. Wie du an der Espressomaschine und an den Schaltern der Spülmaschine herumfummelst. Nichts will dir gelingen. Deine Frau sieht, wie du dich veränderst, und weiß noch, was du vergessen hast.
Man selbst ist der Letzte, der es sieht.
Wie es abläuft, weiß man allerdings.
Demenz, ob sie nun von Alzheimer ausgelöst wird oder als Dreingabe einer anderen Krankheit wie etwa Parkinson entsteht, ist unheilbar und progressiv. Unwiderruflich gleitet man fort. Es beginnt harmlos. Man vergisst und verliert immer wieder alles Mögliche. Dann bemerkt das eigene Umfeld, dass man nicht mehr derselbe ist. Im weiteren Verlauf scheitert man an komplexeren Aufgaben, wie dem Ordnen der persönlichen Finanzen. Später braucht man Hilfe bei der Wahl der Kleidung. Einige Zeit darauf wird es bitter: Man kann sich nicht mehr alleine anziehen, wäscht sich nicht mehr richtig und macht ins Bett. In der letzten Phase spricht man kaum noch fünf Worte

am Tag, bis man auch damit aufhört und auch nicht mehr gehen oder sitzen kann. Schließlich verkümmert auch das Lächeln und man kann den Kopf nicht mehr heben. Zuletzt liegt man in Fötushaltung im Bett.
Man ist wieder zum Anfang zurückgekehrt.

∞

»Willst du denn lieber tot sein?«
Martin, sein Schwiegersohn, erzählte mir später, wie er ihm diese Frage offen gestellt hatte, als Thijs beschlossen hatte, sterben zu wollen, bevor es zu spät wäre. Thijs wollte nicht so enden wie diese alten Leute im Heim, in dem er manchmal mit dem Chor sang. Nicht wie sein Vater. Thijs wollte nicht in einer Anstalt hinter den Schwestern herrennen.
»Was hast du dabei im Sinn, Thijs? Willst du das ganz aus eigenen Stücken oder willst du uns Kummer ersparen?«
»Ich will nicht als ein würdeloser Mensch sterben«, antwortete Thijs.
Sie redeten am Küchentisch darüber. Thijs, sein Schwiegersohn Martin und sein Sohn Michel. Es war ein gutes Gespräch, über die Dinge, die Thijs noch können wollte. Im Chor singen, mit anderen Spaziergängern ein Schwätzchen halten, mit Marja Fahrrad fahren, alleine zu Hause bleiben, wenn Marja mit ihrem Fagott zu ihrem Orchester ging.
Sie verfassten eine Willenserklärung: Wenn Thijs dement ist, will er sterben. Sie erstellten drei Listen: eine grüne, eine orange und eine rote. Auf der grünen Liste stand das, was Thijs konnte, wenn alles gut lief. Wenn es nicht so gut lief »und Dinge passierten, die etwas merkwürdig waren«, kam er in die zweite, die orange Phase. »Und die dritte Phase, die rote, ist die, in der

ich eigentlich eingesperrt werden muss, in einem Heim … dann bin ich völlig verwirrt.«
Soweit wollte Thijs es nicht kommen lassen. Deshalb sollten ihn Martin und Michel im Auge behalten. Wenn er dafür vom Verstand her noch klar genug wäre, würde Thijs selbst entscheiden, aus dem Leben zu gehen. »Wenn ich das nicht mehr kann«, sagte er zu Michel und Martin, »müsst ihr als meine Bevollmächtigten das übernehmen. Dann müsst ihr dafür sorgen.«
»Wie stellst du dir das dann vor, Thijs?«
»Ganz einfach. Es muss ein Arzt kommen. Der muss mir eine Spritze geben.«

∞

Stundenlang hatten wir an diesem Nachmittag im September 2013 in ihrem Häuschen am Rande der niedrigen Düne gesessen und geredet, Marja, Thijs und ich. Der Regen schlug gegen das kleine Fenster. Der Ofen brannte schon. Thijs erzählte vom Männerchor und von seinem Vater, von seinem Führerschein, den er nun doch nicht mehr verlängern würde, und von den Gesprächen mit seinem Sohn und seinem Schwiegersohn, die alle drei Monate am Küchentisch stattfanden. Er habe alles geregelt, dachte Thijs. »Ich überprüfe mich jeden Tag.«
Meistens versuchte Thijs sein Leben darum herum zu führen. Er wollte sich nicht den ganzen Tag damit befassen. Er wusste doch, dass, nun ja, dass manchmal Dinge passierten, also Dinge, die etwas merkwürdig waren. Manchmal wurde er morgens wach und wusste dann eigentlich für einen kurzen Moment nicht mehr, dass er auf der Insel war. Und wenn ihr Wohnzimmer voller Besuch saß, wenn auch die Kinder da waren und die Enkelkinder, also dann zog er sich zurück – weil

er sonst doch vielleicht etwas Dummes sagte, oder zweimal das Gleiche erzählte.
Also. Eigentlich. Doch. Thijs hielt sich an Füllwörtern fest wie ein Ertrinkender an Treibholz.
Marja schenkte uns dampfend heißen Kaffee ein, von dem meine Brille beschlug. Mit einem weichen grünen Tuch versuchte ich den Film von meinen Gläsern zu wischen. Gefüllte Spekulatius wurden aufgetischt. Als ich den Mut hatte zu fragen, wie es nun weitergehen solle, wie lang es ihrer Ansicht nach noch dauern würde, sagte Thijs, er wisse genau, wann er aufhören müsse.
Ich sah Marja an.
»Ich fürchte, du wirst es nicht wissen«, sagte Marja darauf, halb zu mir, halb zu ihrem Mann gewandt. Das klang wie ein Urteil.
Vor Schreck drehten wir uns beide zu Thijs um. Es schien ihn nicht zu berühren. Freundlich sah er seine Frau an. Weder erstaunt noch verärgert. Als sei nichts passiert. Als Marja allerdings sagte, dass es bald auf sie ankomme, dass sie es sei, die diese unmögliche Entscheidung treffen müsse, und es ein Akt der Liebe sei, sah ich, was mir bisher entgangen war: dass Thijs es nicht mehr begreifen konnte, dass er schon nicht mehr verstand, was mit ihm geschah oder was Marja eben gesagt hatte. Ich sah, dass Marja es auch sah.
Wir wandten uns ab, beschämt vielleicht, oder auf seltsame Weise von einer Wahrheit ertappt, die zu gewaltig war, um sie zuzulassen. Es entstand eine Stille, die ich mit zwei Bissen Spekulatius hinunterzuschlucken versuchte. Ich suchte einen anderen Blickwinkel. Den gab es nicht.
»Wann fährt das Schiff?«
»Wenn ich dich jetzt hinbringe, schaffst du es noch«, sagte Marja.

»Soll ich mitfahren?«, fragte Thijs.
Er kam mit und saß hinten in ihrem kleinen Viertürer. »Es ist nicht gut, wenn ich noch selbst fahre, aber es würde bestimmt noch gehen«, sagte Thijs.
Die Fähre hatte gerade angelegt. Fußgänger eilten herbei, ein Motorradfahrer schoss nach vorne, Autos gaben Gas.
»Du bist im Nu auf der anderen Seite«, sagte Marja, als ich ausstieg.

Schon auf dem nach Rost und Eisen stinkenden Deck, mit Blick über die offene See, wusste ich, dass mir Thijs' Geschichte aus den Händen geglitten war. Ich hatte mich geirrt – war zu unruhig, zu hektisch gewesen, hatte zu viele Fragen nicht gestellt. Als ich ein paar Tage später Mut gefasst hatte, rief ich Marja an. Ich sagte, dass es so nicht geht. Dass es irgendwo hakt. Dass ich denke, wir hätten etwas nicht ausgesprochen, was aber ausgesprochen werden müsste.
Marja hörte zu. Dann sagte sie, sie verstehe, was ich meine. Sie hörte sich erleichtert an.
Als wir das nächste Mal miteinander reden, in einem schlecht beleuchteten Raum der Redaktion, weit voneinander entfernt an einem viel zu großen Sitzungstisch, an dem wir an Pappbechern mit Automatenkaffee nippen, hat Marja ihren Mann zu Hause gelassen. Das gehe noch, sagte sie am Telefon. Thijs sei doch öfter allein.
Marja ist eine elegante, starke Frau, groß und aufrecht, die keine Spur der üblichen Altersgebrechen zeigt. Eine Frau aus einer linken und humanistischen Familie, mit einem sprach- und meinungsstarken Geist, eigensinnig vielleicht, oder prinzipiell, oder beides. Sie ist in den Siebzigern, einige Jahre jünger als Thijs.
»Es ist schön«, sagt sie, »kurz mal vor die Tür zu kommen.«

Kurz von Thijs fortzukommen, meint sie. Gleichzeitig vermisst sie ihn, auch wenn Thijs im Wohnzimmer sitzt und fernsieht oder am Esstisch in seiner Liedermappe blättert. Es gibt immer noch Tage, an denen sie das letzte von Thijs, das kleine bisschen Thijs, das noch da ist, möglichst lange für sich behalten will. Sie hat Angst, allein zurückzubleiben. Aber immer häufiger merkt sie, dass er abbaut. Nervös ist er dann, wenn er vergisst, was er sich gerade noch vorgenommen hat, wenn er das Gas nicht abstellt, sondern nur kleiner dreht und im Tiefkühlfach nach dem Käse sucht.

Manchmal reagiert sie gereizt. Und dann wird er traurig. Aber was soll sie denn machen?

Es wirkt so, als würde sie kleiner werden. Ich sehe ihr ihre Belastung an – wir sprechen jetzt nicht über Thijs, sondern über sie. Soll sie etwas dazu sagen, wenn Thijs ihr zum dritten Mal erzählt, dass er seinen Führerschein nicht mehr verlängern lässt? Soll sie ihn zurechtweisen, wenn er beim Anziehen danebengreift?

»Dass er so etwas vergisst, ist Thijs nicht peinlich«, sagt Marja. »Er merkt es ja gar nicht. Ich finde es lieblos, ihn zu korrigieren. Doch nichts zu sagen, kommt mir so vor, als würde ich ihn stillschweigend erniedrigen. Manchmal, wenn wir uns streiten, sagt Thijs: ›Ich wünschte, ich bekäme einen Herzinfarkt und würde tot umfallen.‹ Aber er bekommt keinen Herzinfarkt. Er ist bärenstark.«

Mit Furcht und Bangen sieht sie seinem Abtakeln, der Zeit, in der er gar nichts mehr weiß, entgegen – und allem, was danach kommt. Sie denkt an diese Nachbarin auf der Insel. Die jeden Abend im Wohnwagen Pferde sah, die ihr Mann verjagen musste. Und Marja hat mörderische Angst davor, Thijs erklären zu müssen, dass es so weit ist. An diesem Tag, sagt Marja,

müsse sie so klar sein, dass sie sagen könne, dass die Grenze erreicht sei.
Vor einer Weile ging es Thijs schlecht. Er war verwirrt. Wenn das unvermeidlich sei, sagte er, wolle er nicht mehr. Das beruhigte Marja. Lang schien es nicht mehr zu dauern. »Aber stell dir mal vor«, sagte sie, »wenn der Doktor mit der Spritze kommt und Thijs will es dann nicht mehr, weil er es eigentlich noch prima findet, sein Leben. Wenn er dann nicht die richtigen Antworten geben kann, wird nichts passieren. Dann kommt er in eine Einrichtung.«
»Ich glaube, dass Thijs das selbst nicht mehr begreift«, sage ich. »Ich glaube, dass er kränker ist, als er denkt.«
»Das finde ich nicht verwunderlich«, sagte Marja. »Zu sterben ist schließlich ziemlich bedrohlich. Dennoch ist Thijs davon überzeugt, dass es klappen wird.«
Wir schweigen eine Weile.
»Aber ich denke, du hast recht.«
Marja tut mir leid.
»Ich werde so lange wie möglich für ihn sorgen«, sagt Marja. »Aber ich weiß nicht, ob ich das schaffe. Ich bin im Zweifel. Mein ganzes Leben in seinen Dienst stellen – ich glaube nicht, dass ich das kann.«

∞

Wie alle drei Monate sitzt Thijs an einem Winterabend Ende 2013 mit Martin und Michel am Küchentisch. Sie befassen sich, wie Martin mir eine Woche später erzählen wird, mit Thijs' grüner, oranger und roter Liste. Es ist ein milder Donnerstag.
»Thijs, wie geht es dir?«, fragt Martin. »Wo stehst du?«

Sie notieren, dass Thijs manchmal seine Zähne zu putzen vergisst. Und er in der Küche nun vieles vergebens sucht, nicht nur den Käse.
Sie zählen auf, was noch gut läuft und was nicht mehr. Dass Thijs vor Kurzem seine Listen zu kopieren versuchte. Der Kopierer, den er und Marja zu Hause haben, kann auch scannen. Thijs verstand allerdings den Unterschied nicht mehr. »Das dumme Ding funktioniert nicht«, rief er Marja zu. Sie unternahm nichts. Und kurz darauf hatte Thijs glatt vergessen, was er mit seinen Listen vorhatte.
Manchmal glaubt Martin, er sehe es in Thijs' Augen. In seinem Blick, der nicht mehr spricht. Thijs ist schon ziemlich tief in orange.
Thijs setzt seine Unterschrift darunter, denn er kann – wie er sehr wohl weiß – morgen ohne Weiteres behaupten, dass alles eigentlich noch ziemlich gut läuft. Er fürchtet sich nicht vor dem Tod. Die Familie, so stellt er sich das vor, trifft sich an diesem Tag, hat ein gutes Gespräch, und dann kommt der Arzt.
Wie immer beschließen sie das Gespräch mit der einen Frage. »Thijs, gibt es für dich noch Grund genug weiterzuleben, gibt es noch genug, was dir das Leben schön macht?«
Thijs denkt nach, bevor er eine Antwort gibt.
»Ja«, sagt er. »Ja.«

∞

Drei Monate, nachdem wir uns auf dem Bahnsteig in die Arme gelaufen sind, holen mich Thijs und Marja mit ihrem Auto von der Fähre ab. Wir reden stundenlang unter einem Sonnenschirm neben dem weißen Holzhaus am Rande der Düne. Sie sind wieder den ganzen September über hier. Der Spätsommer

auf der Insel kann angenehm sein, vor allem an einem warmen Tag wie diesem.
»Es ist gut so«, sagt Thijs. Er findet es schön, mit Marja in den Dünen Cranberries zu pflücken und Brombeeren zu suchen.
Thijs wirkt, seit wir uns vor genau einem Jahr kennengelernt haben, nicht merklich verändert. Immer noch derselbe freundliche Mann. Seine Stimme leise und ruhig. Für einen Mann von fast achtzig erstaunlich fit. Noch immer kann er mit Marja in den Sommermonaten sechs Wochen auf dem Rad durch die deutsche Hügellandschaft fahren. Nicht auf Rädern mit elektrischem Hilfsmotor, wie man es in ihrem Alter erwarten würde, sondern auf zwei gleichen Trekkingrädern mit vielen Gängen. Sie schlafen in einem kleinen Zelt, auf Luftmatratzen und Kissen, die sie aufblasen müssen, mit Schlafsäcken als Decken. Manchmal, bei Regen, übernachten sie in einer Pension.
Aber als ich frage, wie es diesen Sommer war, auf ihrer Fahrradtour in Deutschland, antwortet Marja tonlos, dass es für Thijs dieses Jahr genauso gut hätte Frankreich gewesen sein können.
Sie sagt es, als säße Thijs nicht neben uns. Als sei er nicht dabei. Sie sieht mein Erstaunen. Sie schaut ihren Mann an. Sie fragt ihn, ob er mich gleich erkannt habe, als sie mich um halb eins vom Schiff abgeholt haben.
Das klingt, als würde sie ihn abhören.
Thijs zeigt keine Schwäche. »Ja, natürlich. Henk.«
Er will damit sagen: Es ist noch nichts passiert. Eigentlich sei er gesund wie ein Fisch im Wasser. Doch er gesteht auch ein, dass manchmal etwas schiefgeht. Dass er sich im Supermarkt nicht mehr an alle Besorgungen erinnern kann, die Marja ihm aufgetragen hat. Und er geniert sich, als Marja ihn ohne eheliche

Rücksicht daran erinnert, dass er heute Morgen ihre Unterwäsche angezogen hat.
»Diese Sachen sehen sich aber auch so ähnlich.«
Marja hat uns schon Suppe und Vollkornbrot aufgetischt und serviert uns nun ein Gläschen Brandwein auf Cranberries. Nach dem ersten brennenden Schluck erzähle ich, dass ich in den vergangenen Monaten steifer geworden bin und mich verkrampfe. Schmerzen vom Nacken bis zu den Fußsohlen. Immer häufiger auch dieses seltsame Flattern eines Armes und eines Beines, eine leichte, aber unkontrollierbare Bewegung. Und zum ersten Mal ist mir bewusst, dass andere es sehen.
Marja nickt. »Du kannst es nicht mehr verbergen.«
Meistens, erzähle ich mit einem Lächeln, stecke ich meine linke Hand in die Jacken- oder Hosentasche. Aber manchmal flattert diese Hand dort einfach weiter. Im Zug hat Sandra mich kürzlich angestupst. »Nimm mal die Hand aus der Tasche«, flüsterte sie. »Dieses Gewackel wirkt obszön. Das willst du doch wohl nicht.«
Thijs lächelt erst, als Marja lächelt – ich sehe es, registriere es und schreibe es in Gedanken schon auf.
»Manchmal«, sage ich, »weiß ich nicht mehr, dass der Schalter für das Licht im Bad im Flur ist.« Auch daran werde ich mich gewöhnen. Ich kann nichts daran ändern. Genauso wenig wie an den lächerlichen Versprechern, den seltsamen Streichen, die mir meine Handschrift spielt, an dem Sabbern und Stolpern und der plötzlichen Vergesslichkeit, genauso wenig wie am Zögern zwischen Küche und Wohnzimmer, wenn ich vergessen habe, was ich holen wollte. Daher suche ich nach der Ironie in den Aussetzern meines Gehirns, dem Slapstick, wenn ich einem bildschönen Mädchen in der Tür auf die Zehen trete – und sie sich dafür auch noch entschuldigt.
Marja sieht die Szene direkt vor sich.

»Alles wird brüchig«, sage ich, »alles zerfällt und takelt ab, mein Gang wird schwankend, mein Vergessen, mein Verschwinden … ich finde das noch immer faszinierend … diese Grenze, der Übergang … das ist schön, wie Alterung schön ist, Craquelé, Rost, ein Riss … und ich suche diese Schönheit, die Schönheit des Verfalls.«
Marja schaut ihren Mann an.
»Es ist tröstlich«, setze ich an.
»Ich kann darin wirklich nichts Schönes sehen«, sagt Marja, mit rauer, eine Oktav tiefer liegender Stimme, als müsse sie die Worte von sehr weit herholen.
Ich erschrecke über diesen brüsken Ton und blicke zur Seite, wo Thijs sitzt, Thijs, der nichts sagt, als ob das alles an ihm vorbeiginge.
Was Marja sagt, ist schonungslos.
Aber sie hat recht. Es ist einfach nur hässlich.
Sein unmögliches Schicksal.

Das ist mein Leib

Als ich beim alten Friedhof der liberal-reformierten Kirche unten am Flussdeich mit dem Auto ankomme, sehe ich Axel schon dort stehen. Er hat vor Regen und Wind unter einer majestätischen Rotbuche Schutz gesucht, ein Mann von fast vierzig Jahren, den ich nun schon eine längere Zeit meines Lebens kenne, als ich ihn nicht gekannt habe. Ich biege zum Parkplatz ein, parke mein Auto und steige aus. Es ist bitterkalt, der kälteste Tag im Februar.

Sandra nimmt Nina und Daniel an die Hand, nachdem sie die Reißverschlüsse ihrer Jacken zugezogen hat – sie sind noch im Kindergartenalter.

Als ich zu Axel gehe, um ihn zu begrüßen, kondoliert er mir.

»Es ist gut, dass du da bist«, sage ich.

Noch während er meine rechte Hand hält, weiß ich schon, dass ich das in Erinnerung behalten muss, den schwarz gespritzten gusseisernen Zaun, den bleiernen Wolkenhimmel über den weiß bestäubten Wiesen, die geraden Felder mit den verwitterten Grabplatten, die doppelte Baumreihe, die sich scheinbar endlos durch das flache Land hinzieht, diese Beerdigung, und dass Axel hier ist – ich muss es aufschreiben, irgendwo, wo ich Axel nicht vergessen kann.

»Ich komm bald mal wieder bei dir vorbei«, verspreche ich, aber ich werde mich nicht erinnern, ob es dazu noch gekommen ist, wann genau, oder was wir damals zueinander sagten.

Seltsamerweise werde ich mich auch lange Zeit nicht daran erinnern, wie kalt es war, als wir meine Mutter beerdigt haben.

∞

An zwei nicht mehr ganz so taufrischen Blondinen vorbei, die an der Bar des Grandcafés, andächtig die Hände um ihr Glas gefaltet, an ihrem Pfefferminztee nippen, geht Daniel vor mir her zum Tisch mit den Zeitschriften. Bei einer Kellnerin bestelle ich Bier und Wein, dann setze ich mich meinem Sohn gegenüber, der in einem verirrten Exemplar von *Esquire* blättert. Ob ich das denn wirklich nicht rieche, will er wissen, diesen eigenartigen Anflug von frischer Minze und billigem Parfüm.

»Ich habe Axel eine Mail geschickt«, sage ich, sobald die Bedienung die Gläser gebracht hat – unsere Gespräche beginnen häufiger so abrupt.

»Oh«, reagiert Daniel.

Er wirkt nicht überrascht. Daniel schaut auf das gesprungene, von Klebstreifen zusammengehaltene Display seines Handys. Es geht auf zehn zu. Wir haben noch eine halbe Stunde, bevor die Christmette beginnt.

»Wann?«, fragt er. »Diese Mail.«

»Vor ein paar Wochen, an dem Tag, an dem ich bei der Zeitung aufgehört habe.«

»Warum?«

»Diese Mail?«

»Ja.«

»Weil ich es unerträglich finde, dass er verschwunden ist.«

»Das ist doch seine Entscheidung.«

Daniel kennt die Geschichte, die ich manchmal noch erzähle, wenn er einen Topf scharfes Chili für uns gekocht hat oder bis

tief in die Nacht wachgehalten werden muss, während er an einem Essay von tausend Wörtern über Fakten und Fiktionen im erzählenden Journalismus herumtüftelt – wie meine Tochter beginnt er dort zu schreiben, wo ich damit aufhöre.
Er weiß, dass ich Axel nie wiedergesehen habe, aber er findet es sinnlos, dass ich ihn weiterhin vermisse.
»Ich vermisse nur«, sagt Daniel, »was mich auch vermissen kann.«
Warum sollte man darauf noch Worte verschwenden, will er damit sagen.
Eine Schachpartie, die verloren steht, spielt man nicht zu Ende. Man legt den König um und lebt sein Leben weiter.
»Was hast du geschrieben«, fragt er trotzdem.
»Ein paar Sätze. Fünf Zeilen. Dass es mir leidtut, wie es gelaufen ist. Dass ich ihm hätte besser zuhören sollen, als er Schwierigkeiten hatte. Ich war ein ziemlicher Trottel, damals.«
Dem widerspricht mein Sohn nicht.
»Nie mehr was von ihm gehört, nehme ich an?«
Ich stehe auf, verkrampft und nicht besonders sicher auf den Beinen, so wie jeden Abend, und bestelle an der Bar noch Weißwein und Bier. Sie werde es gleich bringen, sagt das Mädchen. Daniels Blick folgt mir. Milde lächelnd. Geht doch noch ganz gut, Alter. Ich zeige auf eine Nische hinter der Bar. Kurz mal pinkeln gehen. Er schaut mir nach und grinst. Mach das mal. Besser zu früh als zu spät.
»Axel«, beginne ich, sobald ich mich wieder zu ihm gesetzt habe, »Axel hat einen Brief geschickt.«
Nun ist er doch überrascht.
»Acht Seiten.«
Daniel runzelt die Stirn. Er traut dem Braten nicht. Was in diesem Brief stand, fragt er.

»Es ist kein Brief, sondern eine einzige Anklage. Eine unversöhnliche Tirade. Ich bin ein Judas, darauf läuft es hinaus. Er bedauert nichts. ›Gott‹, sagt er, ›fordert, dass wir Reue zeigen. Dass wir den Schaden, den wir angerichtet haben, wieder beheben.‹«

»Hat er sich auch nach dir erkundigt?«

»Mit keinem Wort.«

Daniel streckt seinen Rücken, faltet die Hände im Nacken, als ob er sich dehnen wolle, und stößt aus tiefstem Herzen einen derartigen Fluch aus, dass sich die Blondinen an der Bar nach ihm umschauen.

∞

Beim Abendessen habe ich angekündigt, dass ich in die Kirche gehen will.

»Wieso das?«, fragte Sandra verblüfft.

»Die Christmette«, sagte ich.

»In die Kirche … du? Warum jetzt auf einmal?«

Ich sagte, ich wisse es auch nicht. Seit vierzig Jahren hatte ich keinen Gottesdienst mehr besucht. Seit meinem fünfzehnten Lebensjahr nicht mehr gebetet, nicht einmal ab und an. Und nun wollte ich mir etwas in Erinnerung rufen, ohne zu wissen, was da genau versunken war. Ich hatte etwas verloren, ohne dass ich hätte sagen können, was.

Das überraschte Sandra nicht. In einer Tour suche ich im Bücherregal und zwischen den Stapeln, die unser Haus bevölkern, einen Roman, dessen Titel mir entfallen ist, ebenso wie der Grund, warum ich nun gerade nach diesem einen Buch suche.

»Wie sich die Orgel anhörte, vielleicht«, sagte ich. »Den Geschmack der Pfefferminzbonbons, die meine Mutter uns zusteckte. Wie mein Großvater betete.«

Dann fragte Daniel, ob er mitkommen dürfe.

»Du machst Witze«, sagte ich.

Später am Abend spazierten wir – eine Dreiviertelstunde zu früh – gemeinsam durch eine verregnete Einkaufsstraße. Vor der holzumrahmten Ladenfront eines Hutgeschäfts, in dessen Auslagen ich in den letzten Monaten schon häufiger nach einem Hut Ausschau gehalten hatte, der mir gefallen könnte, blieb ich stehen, um meine Zigarre wieder anzuzünden.

»Warum machen wir das«, fragte Daniel. »Warum machen wir es ausgerechnet jetzt.«

»Aus einer Anwandlung heraus«, sagte ich. »Um etwas auszuprobieren. Manchmal weiß man erst, was man verloren hat, wenn man es zufällig wiederfindet.«

»*Serendipity*, dem Zufall eine Chance geben«, sagte Daniel.

»So etwas, ja. So etwas.«

Mein Sohn weiß, dass ich die Treppe Stufe für Stufe hinabsteige und mich dabei mit beiden Händen festhalte. Daniel kennt das Wackeln meines schiefen Kopfes und erschrickt nicht über die Spasmen meiner Hand. Er entkorkt eine Flasche Wein, schneidet die Pizza in Stücke und öffnet die Käseverpackung, wenn es mir nicht gelingen will. Trotzdem fragte er neulich, ob ich anfange, mir Sorgen zu machen. »Es wird langsam ernst«, antwortete ich. »Aber man gewöhnt sich daran, wie ein Läufer sich an eine unmerkliche Steigung gewöhnt.«

Beim Optiker und dem alten Theater neben dem türkischen Imbiss bogen wir um die Ecke zum Markt ab. Als wir am Café *Drie Gezusters* vorbeigingen, fragte Daniel wieder, ob ich allmählich Schiss bekäme.

»Manchmal will ich einfach nur mit meinem Hintern auf einem Kissen sitzen und über nichts mehr nachdenken müssen. Aber ich werde auf den letzten Metern nicht noch fromm werden, falls du das meinst.«

»Aber warum gehen wir dann in diese Kirche?«

»Ich kann es nicht lassen«, sagte ich. »Dieses Nachdenken. Die großen Fragen. Das kommt dann halt: Man zieht Bilanz. Fragt sich, wer man geworden ist und warum. Ich will wissen, woran ich glaubte, als ich noch glaubte, als Gott noch existierte, als glauben genauso selbstverständlich war wie die ersten Wörter auf den Leselerntäfelchen und Kartoffeln mit Apfelmus.«

Wie soll ich ihm denn erklären, dass mein Vater – Daniels Großvater, den er nie kennengelernt hat – Diakon in der Kirche war, ich aber nicht mehr weiß, ob er besonders gläubig war. So wie ich ihn nie habe schreiben sehen, habe ich ihn auch nie glauben sehen. Und wie erzähle ich ihm, dass meine Mutter nach seinem Tod ausgerechnet zu dieser Kirche zurückgekehrt ist?

»Ich möchte es ja«, sagt Daniel dann. »Ich möchte wirklich glauben, aber es gelingt mir nicht, einfach unmöglich.«

»Du weißt nicht, was du verpasst«, sage ich.

Er öffnet die Glastür des Grandcafés. Da schwant ihm etwas.

»Geht es um Axel?«

»Auch«, gestehe ich zögernd, unsicher, was ich Daniel erzählen kann. »Vielleicht will ich verstehen, was ihn beseelte, als er gläubig wurde.«

»Wann hast du aufgehört zu glauben?«

»Als es meine Mutter tat.«

∞

Ein paar Tage vor dem Begräbnis an diesem eiskalten Februartag rief Sandra mich auf der Arbeit in der Redaktion an. »Deine Schwestern suchen dich. Deine Mutter ist gestorben. Mama ist tot.«

Mag ja sein, dachte ich, aber gleich werde ich meine Mutter anrufen und sie fragen, ob es ihr ansonsten gut geht.

Mama, wovon bist du denn so tot?

Ach Junge, von nichts.

Eine Nachbarin hatte sie gefunden. Sie saß in ihrem Morgenrock auf dem Sofa, Pantoffeln an ihren immerfort kalten Füßen. Der Fernseher lief. Auf dem Tisch eine Tasse schwarzer Kaffee. An nichts lies sich erkennen, wie lange sie für dieses Sterben gebraucht hatte.

Als ich an diesem Nachmittag im Wohnzimmer nach meiner Mutter sehe, hat sie schon jemand zurechtgebettet. Ich stehe zögernd am Fußende ihres Bettes, sie liegt so still da, ihre Brille noch auf, ihre Augen bis auf einen winzigen Spalt geschlossen. Ich will nicht, dass sie erschrickt, aber setze mich doch neben sie. Ich streichle ihr flachsdünnes Haar. Und sehr behutsam, besorgt etwas zu zerbrechen, lege ich eine Hand auf ihre Stirn – die knöcherne Kälte ihrer Haut erschreckt mich so, dass ich alles Weitere vergesse.

Wer ihre Augen geschlossen hat. Welche meiner Schwestern sie gewaschen hat, als sie zu Hause aufgebahrt wurde. Wer von uns bei ihr wachen würde.

∞

Zehn Minuten vor halb elf stelle ich mich mit Daniel in die Schlange vor dem Seiteneingang der Kirche. Zwanzig oder dreißig Leute warten schon darauf, dass sich die Tür öffnet. Wir fühlen uns wie Eindringlinge, wie Touristen außerhalb der Saison; wahrscheinlich wird uns gleich ein Rausschmeißer fragen, was wir hier zu suchen haben. Doch als wir um halb elf nach drinnen schlurfen, fragt uns niemand irgendwas; die Kirchenorgel spielt die federleichten Akkorde, die ich sofort wiedererkenne. Daniel findet zwei Plätze am Ende einer Reihe, von wo aus wir, sollte es uns zu viel werden, unbemerkt verschwinden können.

Daniel ist neugierig. Er will die Christmette – seinen ersten Gottesdienst – ganz auf sich wirken lassen; falls er sich schon ein Urteil gebildet haben sollte, stellt er das bis Mitternacht zurück. Er blättert durch die Liturgie. Posaunen, Chor, Gebete, Predigt. Sein Blick gleitet über die Gläubigen, Reihe um Reihe. Bis er mich anstupst. Dein Notizbuch. Gib's mir mal. Und deinen Stift. Blockbuchstaben auf einer leeren Seite. Eine Kopfbewegung. Eine Reihe vor dir. Das glaubst du nicht. Dieses Mädchen mit dem Kunstpelzkrägelchen. Ist in meiner Studiengruppe.

Die Studentin, die ich vorhin noch beten hören konnte – »und dein Geist sei mit dir« –, lag im Sommer mit ihm im Bett.

Gottes Wege, denke ich.

»Ganz schön«, sagt er. Den Gottesdienst, meint Daniel, nicht dieses Herzchen.

Danach lasse ich mich davontreiben, wie man sich dem schläfrigen Dahindämmern überlässt. Es geht wie von selbst, ich brauche nicht einmal die Augen zu schließen. Was immer ich auch vergessen haben mag – das nicht. Diese Riten, die jahrhundertealten Formeln, die schallenden Gesänge. Die Art, wie der Organist nach jeder Zeile eine halbe Zeile innehält, eine Stille eintreten lässt, in der die Kirche zu Atem kommt, und dann wieder mit einem einzelnen Akkord einsetzt.

Herbei, oh ihr Gläubigen.

Vom Himmel hoch, da komm ich her.

Note für Note kommt es zurück. Die grünen Auen, die frischen Wasser, die Gnade Gottes – ich erinnere mich, wie es war, als mein Vater vor dem Abendessen um Gottes Segen bat, nach dem Dankgebet die Ärmel seines weißen Oberhemds umkrempelte und sich auf das Bänkchen unserer Riha-Orgel setzte. Ich sehe seine schlanken Hände über den beiden Manualen, das Basspedal unter seinen karierten Pantoffeln, wie er einige Takte aus einem Liederbuch von Johan de Heer spielte und sich dann in einer der Variationen verfranzte. Und nun denke ich, dass er dort feierlich durch den Mittelgang zur Kanzel geht, dem Pfarrer die Hand drückt, in der Bank für die Diakone Platz nimmt, ganz vorne, unter dem glänzend gelackten Brett, das den Gemeindemitgliedern anzeigt, dass gleich Lied 124 aufzuschlagen ist.

»Nun taget es im Osten/das Licht scheint überall/es kommt dem Volk zum Troste/der ewig herrschen soll.«

Zeile um Zeile ist mir vertraut, jedes Gebet, die alte Sprache, das Lamm Gottes, der Segen, das Brot, der Wein.

Kommt, lasset uns beten.

Herr, erbarme dich.

Das ist mein Leib.

∞

Wir sind eine Nacht geblieben, Sandra und ich. Meine Mutter lag aufgebahrt in meinem alten Zimmer. Meine beiden jüngsten Schwestern hatten sie gewaschen und angezogen, wie ich später erfuhr. Sie hatten ihr auch warme Socken über die Füße gezogen.

Während dieser Wache dachte ich über den Text nach, mit dem ich meiner Mutter bei der Trauerfeier gedenken würde.

Wie ich es mit meinen Schwestern besprochen hatte. Aber was wusste ich eigentlich von ihr?

Wir blätterten durch Fotoalben. Ich muss damals schon die beiden kleinen Fotos gesehen haben. Mit dem gewellten Rand, hellbraun verfärbt, überraschend scharf. Auf dem ersten ist sie dreizehn und trägt ihre dunklen Locken zu Zöpfen geflochten. Das Röckchen kriecht bis über ihre Knie hoch. Dann, im letzten Kriegsjahr, ist sie sechzehn und sitzt schon etwas gesitteter rittlings auf einem Gatter, eine Hand in ihrem Schoß, mit der anderen hält sie sich hinter ihrem Rücken fest. Sie trägt eine geblümte Bluse mit kurzen Ärmeln, einen grauen Wollrock, der ihre Knie bedeckt, dunkle Socken, die fast bis zur Mitte ihrer molligen Waden hinaufreichen. Halblange dunkle Locken, ein rundes Gesicht, ihre Lippen leicht geöffnet.

Das war im Garten am *Manpad*. Meine Mutter hatte fünf Brüder und eine Schwester. Im Wohnzimmer stand der Esstisch, die Standuhr, die Anrichte mit der Bibel in der Einheitsübersetzung – kleines Format, in Leder, Kupferschließen. Die Bibel ihres Vaters.

Wie er bei jeder Mahlzeit mit dröhnender Stimme betete. Zehn Minuten, eine Viertelstunde. »Dass wir dieses Brot nicht verdienen, oh Herr, sondern nur deiner Gnade allein verdanken. Nichtig sind wir, deines Königreiches unwürdig.« Wie er es wiederholte und wiederholte, fast wie in Trance. Dass viele berufen sind, aber wenige auserwählt. Dass kein Stein auf dem anderen bleiben wird. Die Sonne wird sich verfinstern und »dort wird Heulen und Zähneknirschen sein.«

»Oh Gott, sei uns Sündern gnädig.«

Ein Zimmermann von den Inseln war mein Großvater, aber auch ein intelligenter, belesener Mann. Endlos las er die Konkordanz der Einheitsübersetzung. Presbyter in der »gereformeerde«, der strenggläubig-reformierten Gemeinde. Gegen

diesen Vater begehrte meine Mutter auf, indem sie sich mit einem zwölf Jahre älteren Mann verlobte, der bei den »hervormden«, den Liberal-Reformierten, in die Kirche ging. Weil dieser Mann, mein Vater, ihrer Kirche beitrat, konnten sie heiraten, meine Mutter durfte allerdings nicht in Weiß gehen; sie trug bei der Einsegnung ein dunkelblaues Kostüm.
Strenggläubig-reformiert, ein düsterer und orthodoxer Glaube. An Sonntagen zwei Gottesdienste, nur mit Psalmen in der gereimten Form von 1773, alle Noten gleich lang, schwer und getragen; bloß nicht rhythmisch, bloß nicht heiter. Und rigoros: Meine beiden älteren Schwestern sind nie gegen Masern, Pocken und Polio geimpft worden. Ob sie erkranken würden, lag in Gottes Vorsehung.
Nachdem es zwei Kinderlähmungsepidemien gegeben und der Staat Impfprogramme initiiert hatte, akzeptierte meine Mutter diesen starren Glauben nicht mehr. Sie verließ die strenggläubig-reformierte Gemeinde ihres Vaters und wurde Mitglied der liberal-reformierten Kirche. Mein Vater zog mit. Daraufhin konnte sie mich impfen lassen.
Weitere zehn Jahre später, als sie Anfang vierzig war, ging sie auch nicht mehr in die Kirche meines Vaters. Sie kämpfte sich frei, auch von ihm und seiner Autorität.
Meine Mutter fand Arbeit »außer Haus«, als Korrektorin bei einer Zeitung. Sie hatte Kollegen, die sie »Gerda« nennen durften. Sie machte den Führerschein und kaufte sich ein Auto. Sie trug farbenfrohe Kleider, die sie jünger machten – was mein Vater zwar alles unerträglich fand, aber auch nicht verhindern konnte.

∞

Als meine Mutter von ihrem Glauben abfiel, fiel ich mit ihr ab – beiläufig, ohne darüber nachzudenken, undramatisch, als wäre ich über eine Bordsteinkante gestolpert. Sie saß dabei, als der Pfarrer kam, um sich zu erkundigen, warum ich nicht zum Konfirmandenunterricht käme, und ließ ihn unverrichteter Dinge wieder abziehen.

Ich habe immer gedacht, dass es Axel nicht anders ergangen sei. Dreißig Jahre lang habe ich ihn nicht danach gefragt, auch nicht, als es auf der Hand lag, auch nicht, als er zum ersten Mal fünf Monate lang mit einem Rucksack in einen Kibbuz zog und wir per Ansichtskarte – Orangenbäume am See Genezareth – und Expressbrief verabredeten, uns im Petra Inn zu treffen.

Der Petra Inn?

Es gibt fast nichts mehr, dessen ich mir gewiss bin. Ich weiß nicht einmal mehr, in welchem Jahr das war. Sommer um Sommer fuhr Axel nach Israel. Sommer um Sommer saß ich auf einer griechischen Insel, in derselben totenstillen Bucht, immer bei demselben Fischerdorf. Ich las, trank jeden Abend Wein, von dem ich jeden Morgen einen Kater und eine staubtrockene Kehle zurückbehielt, und ich schrieb, um einem Mädchen zu imponieren, Märchen, die auf einen Bierdeckel passen mussten.

Es wird 1980 gewesen sein. Wenn ich fast alles vergesse, dann bitte auch diesen Sommer, der am Tresen eines Backpackerhotels begann, in dem ich die erste Nacht in einem Schlafsaal verbrachte und am nächsten Morgen auf die Dachterrasse flüchtete, dem einzigen Ort, an dem die Hitze noch erträglich war. Axel war hier im Jahr davor gewesen, mit Peter. »Werter Jüngling!«, hatte Axel mir mitgeteilt. »Athen. Petra Inn.«

Ich las seine Karte an einem wackligen Bistrotischchen, ein paar Straßen weiter, am Abend, bevor wir am nächsten Tag

gemeinsam eine Fähre nehmen würden. Ich aß einen Salat aus Feta und Tomaten. Danach schrieb ich Axel eine Antwort.
»Bruder! Wir sind frei und das ist ein hartes Los. Dein Petra Inn ist ein Saustall. Vielleicht ist eine Insel erträglicher. Mit dem Hintern im Sand, Sartre an den Füßen. Und dann mal sehen, was so vorbeikommt. Wenn alle herumstreunen, bleibt man selbst am besten, wo man ist. Ich rechne mit dem Zufall. *Halfzware* ist hier gut zu kriegen. Das Leben ist sinnlos.«
Am nächsten Morgen trafen wir uns im Petra Inn und nahmen die Fähre zur Insel. Diesen Wisch habe ich wahrscheinlich nie abgeschickt. Doch ich erinnere mich, dass ich damals, dort, an diesem wackligen Tischchen auf einer Terrasse in der Plaka, mit einem Glas in Reichweite, begriff, was dieser ungreifbare Zufall war, und dass das Leben, trotz dieser sinnlosen Willkür, lebenswert war. Das kam mir wie eine Einsicht vor, die Axel nicht in Erstaunen versetzt hätte. Wen denn schon? Wir sprachen es nicht an, so wie Axel nie verlauten ließ, dass er einen tieferen, einen religiösen Grund für all diese Monate in einem Kibbuz hatte.
Ich konnte mir nicht vorstellen, dass er den hatte.
Axel suchte nicht Gott, er suchte eine Frau, genau wie ich. Wer denn nicht?

∞

Es geht auf Mitternacht zu, als ich etwas Kleingeld aus einer Hosentasche fische und den schwarzsamtenen Klingelbeutel an die Studentin vor mir, das Mädchen mit dem Pelzkrägelchen, weitergebe. Sie dreht sich um, lächelt verlegen, als sie Daniel erkennt, wendet sich aber gleich wieder ab – Jesses, was hat die denn jetzt?

Der Gottesdienst ist so schnell vorbeigegangen, dass ich gar nichts bemerkt habe. Die ganze Zeit saß Daniel neben mir, still, andächtig, dachte ich, in einer der hinteren Reihen, direkt neben einer riesigen grauen Säule, ebenso wie ich auf einem dieser frommen Klappstühle. Aber Axels Geschichte rumort in ihm. Nun erst bemerke ich Daniels starres Gesicht, seine Pupillen, die im Weiß schwimmen, seinen Blick, der nichts Gutes verheißt. Er beißt sich auf die Unterlippe.
Ich glaube nicht, dass er den Gebeten noch gelauscht hat.
»Herr, unser Gott, erbarme dich unser.«
Sag was. Mach was. Beruhig ihn doch.

∞

Noch immer höre ich meinen Vater auf dem Treppenabsatz stammeln. Entsetzt. Ratlos. Dass alles, alles wieder gut wird, dass alles wieder gut werden muss. Wenn wir nur zusammenbleiben, dann wird es wieder gut. Was sollte ich tun?
Durch und durch verängstigt war er – so, wie man nach einem Platzregen durch und durch nassgeregnet und ausgekühlt sein kann.
An dem Tag, an dem meine Mutter ihn beinahe verlassen hätte. Es gibt zwei Momente, die mich nicht loslassen, zwei lange, niemals ganz vergessene Augenblicke. Zwischen ihnen liegen womöglich Jahre, doch in meiner Erinnerung sind sie miteinander verfilzt. Ich erinnere mich an die Bilder nicht wie an Fotos, sondern wie an Sequenzen eines ruckeligen Films.
Ich komme den Kiesweg hinauf, es ist Hochsommer und windstill, der Flieder ist schon verblüht, an der Wäscheleine hängen weiße Laken und an der Tür sagt meine Mutter zu mir, dass sie mit einem kleinen Koffer zur Delta gefahren sei, aber nicht an

der verschlossenen Pforte klingeln konnte oder nicht den Mut dazu hatte.
Delta war »die Anstalt« am Ende einer unbefestigten Straße zwischen Baumreihen und wogenden Getreidefeldern. Hinter dem psychiatrischen Krankenhaus strömte ein breiter, träger, grün gesäumter Fluss entlang. Sie wollte fort von meinem Vater, denke ich heute, aber wie man das machte, wegzugehen, die Tür hinter sich zuzuziehen und nicht mehr zurückzukommen, das wusste sie nicht. Dennoch wollte sie sich lieber in die Anstalt aufnehmen lassen, als noch einen Tag länger zu bleiben.
»Ich glaube, sonst werde ich verrückt.«
Schon während sie das sagt, weiß ich, dass sie mir gleich ein Glas Limonade einschenkt, und das morgen wieder tun wird – ich erinnere mich noch daran, ich kann diese Szene fast mit Händen greifen.
Und dann dieser andere Moment, später am Nachmittag.
Auf dem Absatz zwischen den vier Schlafzimmern, oben an der Treppe. Links hinten liegt mein Schlafzimmer. Rechts vorne das meiner jüngsten Schwester. Rechts hinten schläft meine Mutter. Links vorne, schon eine ganze Weile, mein Vater. Ich komme aus meinem Zimmer und sehe sie dastehen, bedrückt, als ob sie darauf warteten, dass einer von ihnen sein Schweigen bricht … und ich weiß, dass meine Mutter etwas Nichtwiedergutzumachendes gesagt hat, dass sie nun wirklich …
Mein Vater legt einen Arm um meine Schulter und drückt mich an sich. Seinen anderen Arm legt er um sie, sodass wir dicht beieinanderstehen. Mein Vater hält uns fest; ich spüre sein Schluchzen. Dann bittet er, nein, fleht er uns an, zusammenzubleiben.
Das muss immer so bleiben.

Sie und er und der Sohn, der sich an seinen Vater immer so erinnern wird.

∞

Ich schrieb ihre Trauerrede. Bei der Trauerfeier erzählte ich, dass meine Mutter eine tapfere, emanzipierte Frau gewesen war, die sich freigekämpft hatte, aber nach dem Tod meines Vaters zur Kirche zurückgekehrt war. Sie war sogar Presbyterin und Vorbeterin in ihrer Gemeinde geworden. Sie hatte wieder begonnen zu glauben, ein wenig, »auf ihre Art«, pragmatisch, versöhnt mit der Frau, die sie war, eher humanistisch als irgendetwas anderes.
Meine Mutter war eine Frau von großer Geisteskraft. Wenn sie zwanzig Jahre später geboren worden wäre, hätte sie studiert oder geschrieben oder wäre Pfarrerin geworden. Dass ich schreibe, sagte ich, habe ich von ihr. »Sie hatte mehr Sprache in ihrem kleinen Finger als ich in meinem ganzen Leib.«
Ich verschwieg, dass sie vor der Pforte der Irrenanstalt gestanden hatte, bevor sie meinen Vater zu pflegen begann, und dass sie es nicht aus Liebe, sondern aus Mitleid tat.

∞

Draußen legt sich Daniels Zorn. Während wir zum Parkhaus zurückgehen, erzähle ich ihm, dass ich gegen Ende des Gottesdienstes begriffen habe, woran ich als Kind geglaubt hatte. Dass ich mich an die Geborgenheit erinnerte, an den Geruch von frisch gemähtem Gras, an die Wäsche auf der Leine und daran, wie meine Mutter mich rief, und ich sicher war, dass es immer so bleiben würde.

»Die Weihnachtsgeschichte«, sage ich, »ist schrecklich simpel. Es gibt Könige, Hirten und Engel. In einem Stall wird ein Kind geboren. Und dann wird alles gut.«
»Es ist schon eine gute Geschichte«, sagt Daniel.
»Jedes Märchen ist doppelsinniger, aber es ist wirklich eine meisterhafte Geschichte. Sie verspricht ein Paradies, was nicht ohne eine gewisse Ironie ist, denn das Paradies, aus dem die ersten Menschen vertrieben wurden, war eine Welt ohne Geschichten, ohne Zeit, ohne Ursache und Wirkung, ohne Reue oder Bedauern, ohne Anfang und Ende oder Läuterung.«
Es habe ihn gerührt, gesteht Daniel. Er verstehe, dass das tröstlich sei – das endlose Argumentieren hinter sich zu lassen, sich von der Vernunft verabschieden zu können. Aber er könne das nicht verwinden, Axels Antwort, die Tiraden in diesem Brief.
»Axel«, sage ich, »hat alle Brücken hinter sich abgebrochen, hat sich von allem gelöst, seinen Eltern, seinen Freunden, Peter, mir. Trotzdem macht er mir immer noch Vorwürfe, weil ich über ihn geschrieben habe, als sich die Außenwelt zwei Jahre danach gegen seine Glaubensgemeinschaft gewandt hat – er ist der Meinung, dass ich mich an dieser Hetze beteiligt hätte. Doch ich dachte wirklich, er würde irgendwann erkennen, dass das alles eine Fiktion war, diese Kirche, sein Führer, und dass er daran zugrunde gehen würde, an nichts als einer ausgedachten Geschichte. Dafür kann ich kein Bedauern empfinden und erst recht keine Reue zeigen.«
Dass Axel gläubig wurde, versteht Daniel, aber dass daraus so viel Bitterkeit entstand, diese Unversöhnlichkeit … die findet er unerträglich.
»Es ist Zeit, es gut sein zu lassen«, sage ich. »Du hast recht. Ich will ihn nicht mehr vermissen.«

Dieser Kerl mit all diesen Armen

Wir ließen Nico an einer Glastür tief im Innern eines Labyrinths von Gängen zurück. Als diese Tür mit einem trockenen Klicken ins Schloss fiel, sah er uns an. Ein verstörter Blick. Ein offener Mund. Was macht ihr da? Da stand er nun, Sandras alter Vater, leicht gebeugt in dem gedämpften Licht, das durch das Fenster aus dem Garten hereinfiel, in seinem roten Hemd, das halb aus der Hose hing, mit seinen dünnen grauen Locken, ungekämmt, mit seinen fleckigen Händen, die an seinem mageren Körper herabhingen.

Nico schaute und schaute uns weiter nach.

Er wusste, dass wir weggingen – das konnten wir sehen –, aber nicht warum, er wusste nicht, warum wir jetzt plötzlich aufbrachen. Unmöglich konnte er begreifen, dass wir ihn mit einem Kulturbeutel, einem Buch, seiner Lesebrille und ein paar Kleidungsstücken in dieses Heim gebracht hatten und dass er von nun an dort bleiben sollte, auf seiner Seite des Glases.

Viel hatte er nicht gesagt, im Sprechzimmer des Arztes. Dass wir einen Nummerncode zum Öffnen der Tür bekamen, war ihm entgangen – und wenn nicht, hätte Nico diesen Code ohnehin wieder vergessen.

Es war ein herrlicher Tag, spät im Sommer, einige Wochen nachdem uns Isabel, Nicos Freundin, alarmiert hatte. Sandra

hatte damals den Hörer abgehoben. »Du musst zu deinem Vater«, hatte Isabel gesagt.
Sie habe bestürzt geklungen, erzählte Sandra, und doch auch resolut. Isabel hatte einen Entschluss gefasst. Nico war nicht mehr bei ihr. Sie hatte ihn nach Hause gebracht.
Nico wohnte an einem Ringgraben in Rotterdam, gegenüber einer imposanten Platane, in einem Haus, das noch zehn oder zwanzig Jahre älter war als er selbst. Dort hatte er eine Wohnung über der Praxis eines Zahntechnikers gemietet. Im Dachgeschoss befand sich Nicos Atelier, mit den Staffeleien, den Pinseln, der Ölfarbe, dem Nordlicht.
In den letzten Jahren verbrachte er seine Tage und die meisten Nächte bei Isabel, der Frau, der er begegnet war, als sie siebzehn und Kurierin im Widerstand gewesen war. Er hatte Ausweispapiere gefälscht und war schon weit in den Dreißigern gewesen, ein Kunstmaler mit dem kräftigen, geschmeidigen Körper eines Turners, der schon ein Leben als Reklamemaler in Brüssel hinter sich hatte. Nach der Befreiung zog Nico an die Côte d'Azur, er vergaß seine Kurierin, wohnte eine Weile am Rand von Antibes und kehrte Jahre später in seine Heimatstadt zurück, wo er zum Kreis der Maler gehörte, die nie den Durchbruch schafften, aber trotzdem »bekannt« waren.
Nach dem Krieg heiratete Isabel einen anderen Mann. Als ihr Ehemann ein halbes Jahrhundert später starb, nahm sie, noch bevor sie ihren Mann beerdigte, die Straßenbahn zum Ringgraben und klingelte bei ihrer großen Liebe. Nico war damals schon einundneunzig.
Sie lebten einige Jahre zusammen, Nico und Isabel. Es gab Tage, an denen er sehr aufrecht und waghalsig auf seinem Fahrrad durch den Stadtverkehr schlingerte, von seiner Wohnung zu Isabel und zurück. Doch mit der Zeit wurde er stiller.

Die Stunden am Tag, an denen er völlig klar war, wurden weniger.
Als er Isabel eines Nachts, mit dem Küchenmesser in der Hand, für jemand anderen hielt, rief sie Sandra an.
Es ging nicht mehr.
Wir fanden Sandras Vater in seiner Wohnung zwischen Mäusekötteln, dicken Lagen festgebackenem Staub, leeren Flaschen und alten Zeitungen. Im Spülstein wucherte der Schimmel. Zwischen Betttüchern, die man kaum noch anzufassen wagte, lagen die grün überzogenen Butterbrote mit mittelaltem Käse, die ihm Isabel noch mitgegeben hatte.
Nico begriff nicht, warum wir auf einmal in seinem Wohnzimmer standen, zusammen mit einem Psychiater und einer Sozialarbeiterin, die durchaus einsahen, dass der alte Maler hier nicht allein zurückbleiben konnte. Wo er aber bleiben könne, konnten sie uns auch nicht sagen.
Sandra sah mich an. Wer sagt es? Du oder ich?
»Komm erst mal zu uns«, schlug Sandra vor.
Nico protestierte nicht. Er ging lieber mit seiner Tochter mit als mit »diesem anderen Paar«.
»Ein paar Tage«, sagte Sandra. Nico ließ es geschehen.
Dann fuhren wir nach Hause.
In unserem Wohnzimmer bezog Sandra das Sofa mit einem Laken. Nico sagte, er wisse sich ansonsten schon zu helfen. Er, der Mann von Welt, brauche wenig. Aber als wir ihm von der Galerie im oberen Stockwerk aus zuschauen, sehen wir ihn zögern. Das Hemd, das er eben erst ausgezogen hat, zieht er wieder an. Dann sieht er sich im Halbdunkel um und beginnt sich wieder auszuziehen, bis ihn etwas bremst, als ob sich seine Augen erst an das Dämmerlicht gewöhnen müssten, als ob er sich nicht entscheiden könne, nicht mehr wisse, womit er gerade begonnen hat.

Nico starrt auf das Häufchen Kleider. Die Laken. Das Kissen. Und fängt an, sich wieder anzuziehen.
Ich halte mich am Geländer der Galerie fest und fasse nach Sandras Hand – oder sie nach meiner. Atemlos schauen wir zu.

∞

Das Bild habe ich nie wieder vergessen. So beginnt es also, so sieht es aus, wenn die Demenz schon begonnen hat. Ein Mann in einem Zimmer, das er nicht kennt. Ein Mann, der vergessen hat, was er mit seinen Kleidern und diesem Bettzeug anfangen soll. Und seine Kinder, die ihn so sehen.
Weil die Wahrscheinlichkeit, dass ich so dement werde wie Nico, bei mir fifty-fifty steht, mache ich einen Termin bei meinem Hausarzt. Ich will wissen, ob er mir am Ende beistehen wird, welche Optionen ich habe, wenn es um die entscheidende Frage geht. Sobald ich ihm gegenübersitze, beginnt er ein Lamento, das sich zwanzig Minuten hinzieht. Währenddessen sitzt er vorgebeugt in seinem Schreibtischstuhl, zusammengesunken und sich unruhig windend, als ob er jeden Moment aufstehen und weggehen könnte.
Er sei nicht dagegen, sagt er, aber welche Scherereien er als Hausarzt damit habe.
Ich sage, ich hätte es nicht eilig. Noch stehe nichts in Flammen.
Mein Hausarzt seufzt tief. Auf Sterbehilfe sei er nicht gerade versessen.
Wer denn schon, denke ich, wer denn schon.
Er fährt fort. Dass es ihn so viel Zeit kostet. Dass immer ein zweiter Arzt hinzugezogen werden müsse. Danach müsse man noch zur Prüfungskommission. Wenn man Pech habe, befasse sich auch noch die Justiz damit.

Er nimmt es mir übel, denke ich, dass ich seine Zeit vergeude. Was ist denn schon los? Ich bin doch höchstens ein bisschen vergesslich. Es kann schon sein, dass mich die Panik ergriffen hat, als ich mir fünfzehn monosyllabische Wörter merken sollte. Aber soll ich ihn damit wirklich belästigen?
Mein Hausarzt ist ein Mann in meinem Alter. Ein moderner Arzt. Er trägt keinen weißen Kittel, sondern ein weißes Hemd über einer Bundfaltenhose und stilsicher gewählte Schuhe. Nachdem er mich vor Jahren zur Hirnambulanz überwiesen und eine Kopie der Diagnose erhalten hatte, hatte er mich zu Hause aufgesucht. Das war aufmerksam von ihm gewesen, auch wenn er danach nichts mehr von sich hören ließ. Vielleicht, denke ich, ist er einfach schüchtern.
»Heutzutage«, seufzt er gerade noch vernehmbar, »hat man ja auch noch diese neuen Fälle, zum Beispiel psychisch Kranke.«
Darauf sage ich nichts.

Ich erinnere mich an einen Mann, der im Urlaub an der westafrikanischen Küste von einer hohen Welle auf den Strand geschleudert worden war, sich das Genick gebrochen hatte und nur noch mit den Augen blinzeln konnte. Mit Hilfe dieses Blinzelns konnte er noch deutlich machen, dass er sterben wollte.
Dem niederländischen Gesetz nach darf mein Hausarzt aktive Sterbehilfe leisten, wenn der Patient unerträglich und aussichtslos leidet und selbst um diesen »guten Tod« gebeten hat. Wenn er gewissenhaft vorgeht und einen anderen Arzt – den sogenannten SCEN-Arzt[2] – um eine Beratung ersucht, droht ihm keine Strafverfolgung. Die Gesetzeslage scheint klar zu

2 Diese Abkürzung leitet sich von dem Begriff Steun en Consultatie bij Euthanasie in Nederland ab. Es ist ein speziell ausgebildeter Arzt, der andere Ärzte in allen Fragen der palliativen Behandlung von sterbenskranken Patienten sowie bei einer konkreten Bitte um Sterbehilfe berät.

sein: Man muss nicht leiden, niemand ist gezwungen, mit illegal beschafften Medikamenten herumzupfuschen. Wenige Menschen in den Niederlanden bestreiten noch, dass es human ist, einem völlig bewegungsunfähigen Mann das Sterben zu ermöglichen, wenn er danach verlangt. Aber wie sollen Ärzte mit einem psychiatrischen Patienten umgehen, der das Leben nicht mehr erträgt? Ich habe Verständnis für die Not eines Arztes, der vor diesem Ersuchen zurückschreckt, solange noch eine Behandlung sinnvoll erscheint, mir verschlug es jedoch die Sprache, als ich einen Bericht über eine Patientin las, die nach einem Besuch bei ihrem Hausarzt, der ihr die aktive Sterbehilfe verweigert hatte, an einem blitzblauen Augusttag in der Vorstadt von einem Hochhaus gesprungen war.

Was unerträgliches Leiden ist?

Jeder hat seine eigene Grenze, erklärt mir ein Arzt eines ambulanten Teams der Lebensende-Klinik, bei der Patienten vorsprechen, die bei ihrem eigenen Hausarzt keine Unterstützung finden. Der Arzt half einem Mann unter fünfzig zu sterben, der schon seit fünf Jahren mit chronischen Schmerzen im Bett lag und trotz Morphins weiterhin unter Schmerzen litt.

Sein eigener Hausarzt fand ihn dafür zu jung.

»Werden Sie erst einmal fünfzig.«

Als er fünfzig war, war der Hausarzt noch immer nicht bereit, etwas zu unternehmen. »Wenn ich von dem chronischen Schmerzsyndrom absehe«, sagte er, »sitzt da ein gesunder Kerl vor mir.«

Oder diesem alten Mann mit Prostatakrebs. Dass er sich wie ein Kind waschen lassen musste – das nahm er hin. Dass er mit diesen Schmerzen leben konnte – auch das hätte er nie für möglich gehalten. Aber der Krebs streute und er wurde inkontinent. In seiner eigenen Scheiße zu liegen, das fand der Mann unerträglich.

Bei Demenz wird es noch komplexer. Wer, wie Thijs, noch nicht schwerwiegend dement ist, dessen Leiden ist nach Auffassung der meisten Ärzte nicht unerträglich. Wenn Thijs aber einmal so dement ist, wie er es nie werden wollte, wird ihn praktisch kein Arzt mehr von diesem Leid erlösen. Er ist dann nicht mehr zurechnungsfähig.
Manche Ärzte denken anders darüber und glauben, dass aktive Sterbehilfe bei diesen vollkommen verwirrten Patienten möglich sein muss. Einige wenige sind sogar der Auffassung, dass ein Arzt den Todeswunsch so respektieren solle, wie ihn der Patient festgelegt hat, als er noch gesund war, ganz gleich, wie entschieden auch immer derselbe Patient im Pflegeheim bekunde, dass er keineswegs sterben wolle. Warum sollte man sein Testament ohne Zögern vollstrecken, wenn er nicht mehr ist, seinen innigsten Wunsch aber ignorieren, wenn er dement ist – und somit eigentlich auch schon nicht mehr ist. Weil er dann unzurechnungsfähig ist? Nicht mehr selbst entscheiden kann? Weil ein dementer Mensch nicht weiß, was er sagt? Warum aber nimmt ein Arzt dann diesen armen Kerl, der nur noch zu seiner Mama will, ernst? – Wenn er sagt: »Ich wollte lieber tot sein? Wie kommst du denn darauf?«

Mein Hausarzt schaut mich verzweifelt an. Er hat schon einige Sterbehilfefälle hinter sich. Was will ich denn nun von ihm?
Verglichen mit einem gesunden Mann, sage ich, ist mein Risiko dement zu werden doppelt so hoch. Das heißt: zumindest in etwa. Sechsmal so hoch ist mir in den Statistiken auch schon begegnet. Und irgendwo habe ich auch gelesen, dass jeder Parkinsonpatient dement wird, wenn er zuvor nicht schon an etwas anderem stirbt. Grund genug für mich darüber nachzudenken, ob ich dieses Enttakeln bis zum Ende durchleben will.

Eine Zeit lang, als wir Nico ins Heim brachten, und später, in der Zeit, in der ich Thijs gerade kennenlernte, schien mir das Selbstbestimmungsrecht unter allen Umständen maßgeblich zu sein. Heute weiß ich es besser. Ich verstehe die Ärzte, die einen schwer dementen und nicht zurechnungsfähigen Patienten das Sterben nicht ermöglichen, unabhängig davon, was dieser Mann oder diese Frau in ihrem vorletzten Willen verfügt hat. Man lässt einen Menschen nicht morgens noch einen kleinen Spaziergang machen und ein Eis essen, um ihm nachmittags – die Kinder und seine Frau müssen jetzt mal kurz das Zimmer verlassen – zuerst eine Spritze mit Thiopental zu injizieren, damit er ins Koma fällt, und ihm dann eine hohe Dosis des Muskelrelaxans Rocuronium zu verabreichen. Wenn ich ein Arzt wäre, würde ich mir auch nicht helfen zu sterben.
Mein Hausarzt schaut mich an, als wäre er plötzlich hundemüde. Auch das noch.
Er fragt nicht, wie ich zu dieser Einsicht gekommen bin. Täte er es jedoch, würde ich ihm von meinem Vater erzählen, der mir – »die Parallele berührt mich, Herr Doktor« – genauso beklommen und unruhig gegenübersaß, genauso ängstlich.
Wenn er den Mut hätte zu fragen, wie ich selbst darüber denke, was ich von ihm erwarte, würde ich antworten, dass ich das wirklich noch nicht weiß.

∞

Die Glastür fiel mit einem trockenen Klicken ins Schloss. Und Nico sah uns nach. Ein Jahr lang besuchten wir ihn jede Woche und ließen ihn jede Woche wieder zurück.
Gelegentlich, an warmen Tagen, fuhren wir Nico in einem Rollstuhl nach draußen, um bei einem Fischhändler Hering mit Zwiebeln aus der Hand zu essen. Meistens versuchten wir

beim Tee aus seinen Sätzen schlau zu werden. Vieles nervte ihn. Die Schwestern. Die Mitbewohner. Das Essen. Nico verschwand, während wir dabeisaßen, zunächst sein weltmännisches Gebaren und seine großartigen Geschichten, dann er selbst. Was gestern war. Wann wir ihn besucht haben. Er vergaß, dass wir da waren, während wir da waren. Für das schwindende Gedächtnis kehrten beunruhigende Fetzen älterer Erinnerungen zurück.

Eines Tages erzählte Nico, er habe einen Mann ermordet. Letzte Nacht. Dass sie ihn deshalb weggesperrt hätten, in diese Anstalt.

Das war keine Fantasie. Nico hatte einen Mann vom Kai gestoßen und ertrinken lassen – während des Widerstands, nicht in dieser Nacht.

Eines Morgens, er war noch nicht einmal besonders lange im Heim, trinken wir Tee in der Cafeteria. Nico schaut nach draußen, zu einer Kastanie im Innenhof. Er zeigt nach draußen, damit wir auch hinausschauen. »Dieser Kerl«, sagt er, »der steht da einfach, mit all diesen Armen.«

Es dauert eine Weile, bevor wir begreifen, dass ihm nun auch das Wort »Baum« abhandengekommen ist – und vielleicht noch mehr. »Das will doch niemand«, sage ich zu Sandra, als wir wieder nach Hause fahren. Sie versteht, was ich meine. Niemand will so enden, einquartiert hinter Glas, geplagt von Erinnerungen, deren Jahreszahlen verblasst sind, aufgescheucht von einem Vergessen, das in dem, was eben-geradenoch da war, Maschen fallen lässt.

»Ich werde das nicht wollen«, sage ich.

»Das hat Nico auch immer herumposaunt«, sagt Sandra.

»Aber hat er je etwas verfügt?«

»Natürlich nicht. Nicht einmal sein Begräbnis hat er geregelt. Wenn er stirbt, dürfen wir ihn auf den Bürgersteig zum Sperrmüll stellen.«
Nico wollte seinen Tod früher einmal feiern, theatralisch, mit Wein und Freunden und einem unerschöpflichen Ratatouille. Wenn wir ihn daran erinnern, will er nichts mehr davon wissen. Er wolle lieber tot sein? Wie kämen wir nur darauf?
Manchmal fragt Sandra ihn, ob er noch wisse, wer sie ist.
Natürlich wisse er das, sagt Nico verärgert.
»Ich bin Sandra.«
»Sandra«, wiederholt er. »Sandra? Wer ist das denn? Den kenn ich nicht. Der Kerl war noch nie hier.«
Wütend und verbittert ist Nico. Jetzt habe ihn auch seine große Liebe noch im Stich gelassen. Seit er in diesem Knast sitze, habe sie sich nicht mehr um ihn gekümmert.
Nico erzählt uns das noch keine Stunde, nachdem ihn Isabel weinend mit Brotstückchen gefüttert hat.

∞

Wir haben Nico begraben, ein Jahr, nachdem wir ihn in diesem Pflegeheim zurückgelassen hatten. Isabel hatte ein Grab neben dem ihres Mannes für ihn gekauft. Als sie selbst einige Jahre später starb, wurde sie bei ihrem Mann begraben. Neben Nico. So hatte sie es sich gewünscht.
In meinem Arbeitszimmer verstaubt schon über ein Jahr lang auf einem hohen, fast unerreichbaren Regalbrett eine Blanko-Patientenverfügung. Bestellt, per Einschreiben erhalten und nie mehr einen Blick darauf geworfen. Ich brauche das Formular nur auszufüllen. Bei den Kreuzchen zu unterschreiben. Ich schiebe die Entscheidung, wie eine längst überfällige Reparatur, vor mir her. Warum tue ich das nur?

Weil ich mir auf die Statistiken keinen Reim machen kann?
Ich wohne in einem Land mit einer viertel Million dementer Menschen. Die meisten dachten, dass es nie so weit kommen würde. Der Arzt würde ihnen Sterbehilfe leisten. Das ist gesetzlich erlaubt. Dennoch entgehen jährlich höchstens ein paar Dutzend Patienten einem Ende, das niemand gewollt hat. Es ist offenbar eine Frage des Timings: Man muss aus dem Leben gehen, sobald es zu dämmern beginnt. Diese Dämmerung währt nicht lange, ein paar Wochen, einige Monate vielleicht. Und man kann nicht darauf zählen – in einem Augenblick ist man klar, im nächsten nicht mehr ansprechbar, und irgendwann kommt man nicht mehr zurück. Dann ist es zu spät. Dann ist die eigene Patientenverfügung wertlos.
Wer dem Schreckgespenst der Demenz entgehen will, darf kurz vor Toresschluss nicht noch einmal Bach hören oder auf den Frühling warten wollen. Das erfordert Mut. Aber das alleine erklärt nicht, warum so wenige ihr Schicksal in die eigene Hand nehmen und aus dem Leben gehen, solange ein Arzt durchaus noch dazu bereit ist, ihnen dabei zu helfen.
Ich weiß es schon seit Jahren, und doch wusste ich es nicht. Ich verstand nicht wirklich, warum fast niemandem ein guter Tod ermöglicht wird, bevor er heillos dement wird. Ein Pflegeheimarzt hatte es mir einmal erklärt, aber es war nicht zu mir durchgedrungen.
»In manchen Fällen«, sagte er, »schrecken die Ärzte davor zurück. In anderen haben die Betroffenen nicht mehr den Mut dazu. Doch die wichtigste Ursache ist die Krankheit selbst.«
Das klang kryptisch. Wie eine Formel, die sich selbst in den Schwanz beißt. Man dreht immer weiter seine Runden, wie eine der kleinen Figuren in diesen Türmen von M. C. Escher. Die Treppe hinauf führt eigentlich hinab und niemand kommt jemals irgendwo an.

Was der Pflegeheimarzt meinte, begreife ich erst, als Sandra mir eines Abends sagt, das Maß sei nun voll. Sie habe es gründlich satt. Sie bittet mich nicht, etwas weniger zu trinken, etwas seltener, etwas geringere Mengen – sie verlangt es. Es klingt, als stünden meine Koffer schon an der Tür.

»Hör jetzt damit auf.«

Sie hat recht, sie hat schon seit Jahren recht.

Am nächsten Tag rufe ich in einer Beratungsstelle an. »Ich trinke jeden Tag«, sage ich. »Schon seit Jahren. Ich zerfalle nach und nach in meine Einzelteile, müssen Sie wissen. Um den Schmerz zu lindern, trinke ich. Was? Wein. Nie etwas Stärkeres, nein, denn dann gibt es kein Halten mehr. Und betrunken werde ich schon lange nicht mehr. So eine Flasche vertrag ich schon. Wie Sie schon sagten, man gewöhnt sich daran.«

»Dieses Trinken …«, sagt der Mann freundlich.

»Ich weiß«, sage ich. »Mich verlangt es immer früher am Tag nach einem Glas. Das gefällt mir auch nicht. Das deutet darauf hin, dass ich – wie drückt man es aus? – anfange abhängig zu werden, oder nein, dass ich es schon bin. Ich bin süchtig – aber zum Glück noch nicht so stark.«

Sofort höre ich Thijs' unsichere Stimme. Eigentlich gehe es ihm doch ziemlich gut. Und ich sehe Nico, wie entrüstet er war, als wir sagten, er habe irgendwann lieber tot sein wollen – die Demenz hatte das Bewusstsein, dass etwas nicht stimmte, schon vollkommen pulverisiert. Auf keine erdenkliche Weise konnten wir ihm noch erklären, was mit ihm los war.

Demenz verleugnet sich selbst, genau wie Alkoholismus – ohne jede Chance auf Ernüchterung. Dieser Gedanke ist so grausam und bestürzend, so paradox, dass ihn kaum eine Menschenseele im Voraus denken kann. Es ist wie Teilen durch null. Niemand erkennt, dass er seinen Verstand verloren hat. Niemand löst sich von seinem Schatten. Niemand sieht sich selbst verschwinden.

Was machst du dann?

Mit ein paar Münzen bezahlt der alte Mann im Supermarkt um die Ecke eine Dose weiße Bohnen. Dann beginnt er lautlos zu weinen.

Er vermisse sie so, sagt er zur Kassiererin.

Einen Moment lang weiß sich das Mädchen keinen Rat.

»Möchten Sie Rabattmarken?«, fragt sie ihn. Gerade noch rechtzeitig schluckt sie herunter, dass er diese Rabattmarken für ein Messerset sammeln kann.

Der alte Mann schlurft zu einem niedrigen Tisch neben der Tür zum Spirituosenladen und der Pinnwand mit Inseraten und Suchanzeigen von vermissten Haustieren. Er stellt seine Dose Bohnen ab und setzt sich auf die Tischkante. Als ich selbst bezahlt habe und neben ihm stehe, um eine neue Schachtel Zigarren aufzufriemeln, sagt er, ohne mich anzusehen, dass sie erst vier Monate tot ist. Was soll er jetzt mit sich anfangen? Was machst du dann? Legst du ihm kurz die Hand auf die Schulter? Ich habe dazu nicht den Mut und schlucke kurz. Verlegen fingere ich an der dünnen Folie der Schachtel *Oud Kampen* herum. Ich antworte ihm nicht. Mir fallen keine tröstenden Worte ein. Als ich die Zigarrenschachtel mit dem Fingernagel aufgepult habe, nicke ich dem alten Mann zu, wie es die Leute in meinem Dorf tagtäglich tun, selbst wenn sie sich nicht kennen. Ich murmele noch etwas Unverständliches und gehe nach draußen.

Während ich mir im Windschatten eines Zaunes mit einem Streichholz eine Zigarre anzuzünden versuche, kommt der alte Mann aus dem Laden. Er sagt nichts mehr zu mir und steigt auf sein Fahrrad, einem hellgrauen Modell mit tiefem Einstieg. Das haben sie noch gemeinsam gekauft, denke ich.

∞

Eines Tages werde ich fallen. Es wird vielleicht Hochsommer sein. Wir essen mit Freunden im Garten, im Schatten eines freundlichen Apfelbaums. Ich komme mit zwei Gläsern Weißwein aus der Küche auf die Terrasse und Sandra fragt mich, ob ich auch die gefüllten Weinblätter mitbringen könne.

»Schatz, du weißt doch, die in dem rechteckigen Schälchen, links auf der Anrichte.«

Dass ich in einem solchen Moment fallen werde, liegt auf der Hand. So wie zwei von drei Parkinsonpatienten Probleme mit dem Stuhlgang bekommen und zwei von drei mit Erektionsstörungen zu kämpfen haben, werden nach den Statistiken auch zwei von drei irgendwann zu Boden gehen. Den meisten passiert es, wenn sie nicht darauf gefasst sind, weil sie sich »eigentlich sehr wohlfühlen«, noch viel zu fit für ein Falltraining. Sie sind längst noch nicht bereit für dieses groteske blaue Kissen, den peinlichen Purzelbaum und die stieren Blicke der anderen, gelassen auf ihren Auftritt wartenden Alten, die so fragil wirken, dass sie schon beim Aufstehen von ihrem Stuhl zu zerbrechen drohen.

Man denkt: Mir passiert das nicht. Aber gerade weil man noch nie gefallen ist, fällt man. Je starrköpfiger man es leugnet, desto härter schlägt man hin. Zu wissen, dass man fallen wird, ist das beste Mittel gegen Knochenbrüche.

Was ich nicht weiß, ist, wann ich fallen werde.

Möglicherweise taumele ich an jenem frühen Morgen schlaftrunken die Treppe hinab, verwirrt von einem alarmierenden Traum, von dem ich nur noch weiß, dass es darin Winter war und ich an einem Kai entlanglief. In diesem Moment, drei Stufen noch, beginnt irgendwo ein Telefon zu klingeln.
Wer ruft denn so früh am Sonntagmorgen an?
Dann knickt ein Knie weg, verdreht sich ein Knöchel, rutscht ein Fuß von einer Stufe. Noch bevor ich das Gleichgewicht verliere, weiß ich schon, dass es nun passiert, ich falle.
Was machst du dann?
Eine Freundin rutschte unten an einer Rolltreppe auf dem Bahnhof aus. Sie hielt sich mit beiden Händen an ihrem iPad fest, das heil blieb, und brach sich beide Handgelenke. Werde ich, wenn ich falle, die Geistesgegenwart haben, meine Knochen zu schützen und nicht den Laptop mit der Geschichte, die ich gerade schreibe?

Ich habe nun seit vier Jahren Parkinson. Das ist noch nicht besonders lange – »damit kannst du alt werden« –, aber lange genug, um unter Symptomen zu leiden, die sich von einer einfachen Pille nicht mehr einschüchtern lassen. Einem wackelnden Kopf. Einer wankelmütigen Seele. Einem ängstlichen Herzen. Schon ein abgeknickter Birkenzweig treibt mir die Tränen in die Augen. Noch immer sehe ich keine Gerüche. Weiß ich nicht, wie Bordeauxrot wohl riecht. Wenn ich mich rasiere, mit rechts, flattert meine linke Hand durchs Spiegelbild, die Finger zu einem Vogelschnabel, der ins Leere schnappt, verdreht. Wenn ich schreibe, klopft der Zeigefinger der linken Hand rhythmisch gegen den Rand meiner Tastatur.
Noch immer vertippe ich mich. An die Zaubersprache, die so entsteht, habe ich mich längst gewöhnt. Aber immer häufiger tauchen in meinen Sätzen ganze Worte auf, die dort nicht hin-

gehören. »Das Sonnenlicht spielt falsch herein« hört sich tiefsinnig an, wie etwas Unaussprechliches, eine gnädig gewährte Metapher, die mir sicher irgendwann gelegen kommen wird, auch wenn ich jetzt noch nicht wüsste wo – dabei wollte ich doch nur sagen, dass das Sonnenlicht verspielt hereinfällt.
Als ob sich ein mir unbekannter Mann, ein Eindringling, ein übler Geselle über meinen Text hermachte.
Um die zunehmenden Spasmen und den Schmerz in meiner Schulter zu reduzieren, verschreibt mir mein Neurologe immer wieder einen anderen Cocktail. Auch Botox und medizinisches Cannabis kamen schon zur Sprache. Man weiß nie – denn »jeder Patient ist anders« –, welcher Medikamentenmix sich letztendlich als wirksam erweist. Von diesen weißen Pillen eine weniger, eine halbe mehr von den zartrosa Tabletten. Als schmeckte man eine Pfanne Nasi Goreng ab. Eine Spur mehr Kreuzkümmel, noch etwas getrocknete Kurkuma, vielleicht doch eine Prise weniger Koriander.
Der Zimmermann, der uns ein solides Treppengeländer montierte, hatte Pranken wie Vorschlaghämmer, er trug einen blauen Overall und hinter seinem Ohr einen roten Bleistift. Ein feiner Kerl. War um fünf aufgestanden und hatte um halb sechs, einfach so, weil er nun mal Lust dazu hatte, mit einem Fensterrahmen begonnen. Seine Frau fragte noch, was ihm in seinem wirren Kopf wieder eingefallen sei, aber er konnte es nicht lassen, er musste schuften. Vernarrt in seinen Beruf, in schönes Holz, solide Schrauben, schöne, leichte Gerüste. Er fuhr den Gartenweg mit etwas hinauf, das für mich wie eine spezielle Form feuerverzinkter Garderobenhaken aussah, und mit einem Anhänger voller gehobelter Fichtenholzlatten – für die *smetplank*, die Schmutzplanke.
Ein schönes Wort, dachte ich.
Ebenso wie Insomnia, Nykturia, Hyposmie.

Schlaflosigkeit, ständiger nächtlicher Harndrang, der Verlust des Geruchssinns.
Smette ist ein altes niederländisches Wort für Fleck, ähnlich dem deutschen Wort »Makel«. Eine *smetplank* verhindert, dass die Wand hinter einem Treppengeländer schmutzig wird. Früher stand das Wort *smette* auch für Durchstreichungen in einem Text und wie das Wort Makel für Sünde, Krankheit und Gebrechen.

∞

Schon solange ich mich erinnern kann, vergesse ich alles Mögliche – auch, wann dieses Vergessen begonnen hat. »Vor zehn Jahren etwa«, sage ich manchmal. »Zwanzig vielleicht.«
»Du hast es schon, seit ich dich kenne«, sagt Sandra. Das sind dreißig Jahre.
Nachzudenken begann ich über diese Vergesslichkeit, nachdem ich in der Cafeteria der Poliklinik Hidde getroffen hatte, den alten Mann mit dem Holzfällerhemd, der sein Brot nicht schneiden konnte und zu Hause auf dem Flur Männer sah, die dort nichts zu suchen hatten.
Wie es Hidde heute wohl geht?
Kurz darauf las ich, dass es nicht bei Halluzinationen bleiben muss. Mit Parkinson hat man ein höheres Risiko dement zu werden. Ich begann darüber nachzudenken, nicht ab und zu, sondern maßlos, gierig und gebannt, so wie ich mich auch in einem gut geschriebenen Thriller verlieren kann, in drei vollkommenen Gedichtzeilen oder einer Rechenaufgabe, bei der am Ende eine Null stehen muss.
»Du schwelgst darin«, sagte Peter.
Vielleicht hatte er recht. Wie ich mich auf diesen Krankheitsverlauf stürzte, auf die Wahnvorstellungen und das quälende

Verschwinden – das hatte etwas Versessenes. Doch ich tat es, weil ich die Wahl hatte: Ich konnte dieses Nachdenken auch sein lassen. Eine Wahrscheinlichkeit von fifty-fifty, irgendwann dement zu werden, erschien mir sogar fair. Kopf oder Zahl. Alles oder nichts. Dann gab es also auch etwas zu gewinnen. Und das war mehr, als die Parkinson-Krankheit in petto hatte; bei deren Verlauf hatte ich nichts mitzureden, nicht bei den Schwalben unter meiner Schlafzimmerdecke, nicht bei dem Tempo, in dem mein Körper abbaute, nicht dabei, wie seine Motorik durcheinandergeriet – wie mein Körper sich auf einer Seite oder doch beidseitig immer heftiger bewegte oder gerade starr und steif wurde. Über die Frage nachzudenken, ob ich auch noch vergessen wollte, dass ich alles vergaß, war zumindest meine eigene Entscheidung.

Bei diesem Nachdenken hatte ich wiederum zwei Wahlmöglichkeiten.

Ich konnte mich dafür entscheiden, dass ich es kommen ließ, wie es kam. Dass ich dieses Abtakeln bis zum bitteren Ende erleben wollte. Wer das Leben auskosten will, hatte ich einmal gedacht, muss auch bereit sein, kopfüber ins Leben einzutauchen. Leid ist der Preis der Euphorie, verlassen zu werden der Tribut der Liebe, der Wahnsinn einer Schreibblockade der Obolus, den man für eine gute Geschichte zu entrichten hatte. Das letzte Versinken in einer immer tieferen, unumkehrbaren Demenz – es erschien mir anrührend und grausam, wild und wunderschön, wie das Leben selbst.

»Ach Mann«, spottete Peter, der sich an meinen Liebeskummer vor dreißig Jahren erinnerte, »als du zu dieser Erkenntnis gekommen bist, warst du monatelang jeden Abend sternhagelvoll.«

Damit lag er sicherlich richtig.

Was weiß ich eigentlich darüber? Sind Hiddes Wahnvorstellungen denn mit dem Leiden eines Mannes vergleichbar, der dement wird?
Dass ich schleichend zum Invaliden werde – damit kann ich leben. Auf irgendeine verquere Art und Weise muss sich das lohnen, so wie man auch das Risiko eines enttäuschenden Plots in Kauf nimmt, wenn man mit einer Geschichte anfängt. Aber worin besteht die Kehrseite eines hartnäckigen Traums, der nicht mehr weichen will? Worin die eines Denkens, das in Flammen steht? Was lässt sich noch gewinnen, wenn einem immer mehr genommen wird und man nur noch »Kerl« sagen kann, wenn man »Baum« meint? Wenn man zwar noch weiß, wer man ist, aber beim besten Willen nicht mehr, wo sie einen weggesperrt haben? Erhält man dann im Gegenzug dafür die Seelenruhe eines Mannes ohne Begierden? Oder endet man doch in Unterhosen, summend und murmelnd auf einer Bank, scheinbar als glücklicher Narr, doch in Wirklichkeit schauderhaft ängstlich?
Ich habe jedes Buch gelesen, das ich finden konnte. Über Bewusstsein und freien Willen. Schicksal und Erlösung. Warum wir vergessen und warum wir manche Dinge dennoch behalten. Ich habe das Gesetz studiert und das Sitzungsprotokoll einer Anhörung im Parlament. Schließlich zog ich die Patientenverfügung aus dem Umschlag, die ich schon geraume Zeit bei mir zu Hause hatte. Das vorgedruckte Formular liest sich wie eine Speisekarte: Wann die Ärzte die Reanimation unterlassen sollen, wann mein Leben soweit vollendet ist, dass ich jede Chance ergreifen werde, es zu verlassen, wo unerträgliches Leiden für mich beginnt, was ich genau unter Entwürdigung verstehe, wie lange das Leben für mich noch würdevoll ist und wann der Moment für Sterbehilfe gekommen ist.

∞

Letztens saß ich wieder bei Thijs am Küchentisch. Selten habe ich ihn so klar erlebt wie an diesem Nachmittag. Er erzählte mir, was in der vorigen Woche passiert war. Er hatte seinem Sohn geholfen, auf der Insel ein Zelt aufzubauen. Michels Meinung nach hatte das nicht gut geklappt. Thijs konnte das nicht mehr.

»Ich weiß nicht, warum das nicht geklappt hat«, sagte Thijs. Es hörte sich gekränkt an. Als ob Michel ihn zurechtgewiesen hätte.

»Du hörst dich wütend an«, sagte ich, »aber ich glaube, das bist du nicht, nicht wirklich. Du nimmst es Michel nicht übel.«

Nein, sagte Thijs. Wütend sei er nicht. Es läge an ihm, das sei ihm schon klar. »Solche Sachen«, sagte er dann, »darf ich also von nun an nicht mehr machen.«

In »solche Sachen« war ein ganzes Leben eingeschlossen.

Wir gingen eine Runde um den Block. Thijs zeigte mir den Weg durch das Dorf, er erzählte mir die Geschichte einer sehr alten Kirche und des Kirchhofs mit dem Grabstein eines berühmten Dichters, wir spazierten durch einen Park mit Gräben, Weihern und Brücken. Dann fragte ich ihn, ob es noch genug gäbe, was das Leben für ihn lebenswert macht.

An sich … sagte Thijs.

Aber jetzt, jetzt könne er auch schon nicht mal mehr beim Zeltaufbau helfen … obwohl … die Stangen … die mussten horizontal … so schwer konnte das doch nicht sein. »Mir geht immer mehr verloren«, sagte er. Ihm wurde immer mehr weggenommen. Er war in Rot angekommen. »Eigentlich«, sagte Thijs, »will ich nun doch, dass es vorbei ist.«

Herrgott noch mal, Thijs.

Warum, dachte ich, nehmen wir ihm auch noch seine letzten Monate weg? Warum darf ein Mann wie Thijs nicht erst dann sterben, wenn er nichts mehr mitbekommt? Ich verstehe den Arzt, der dann keine Sterbehilfe mehr leisten will, aber sterben muss doch auch anders möglich sein? Warum muss es bei Thijs jetzt schon sein? Wie viel Mut verlangen wir ihm ab?

∞

Eines Tages werde ich ständig fallen.
Sie wird es kommen sehen. Sandra. Ich nicht. Meine Liebste wird sich über mich beklagen, weil ich so reizbar bin – wegen jeder Kleinigkeit, aus den nichtigsten Gründen. Sie schneidet mir mein Fleisch in kleine Stücke und klebt *Post-Its* an den Kühlschrank; sonst vergesse ich, freitags die graue Mülltonne an den Straßenrand zu stellen. Sandra legt mir meine Kleider zurecht, räumt weg, was ich herumliegen lasse, und kauft nur noch selten Wein. Wenn ich eine Pfanne Nasi Goreng zubereite, lasse ich das Fleisch im Wok anbrennen, den Reis zu weißem Brei verkochen und vergesse, das grob geschnittene asiatische Gemüse aus dem Kühlschrank zu nehmen.
»Du ziehst dich zurück«, wird Sandra sagen. »Eigentlich sollten wir jetzt Museen besuchen und Städtetrips machen. Aber du bleibst lieber zu Hause. Um zu schreiben, wie du sagst, aber ich sehe dich nicht mehr schreiben. Und du liest nur noch ein einziges Buch.«
Eines Tages schleppt sie mich mit zur Hirnambulanz. In dem langen Gang zupfe ich sie auf halbem Weg am Ärmel.
»Ob diese Füße wohl zueinander gehören? Wie Schwäne?«
»Nun komm schon.«

∞

Eines Sonntags, am längsten Tag des Jahres, dem Tag, an dem ich meine Diagnose feiere, bitte ich Sandra, sich zu mir in den Garten zu setzen. »Ich möchte mit dir nach den Schwalben schauen. Und den Fledermäusen.«

Wir müssen es endlich einmal besprechen, will ich damit sagen. Wie es weitergehen soll. Was uns erwartet. Wie es ablaufen soll.

»Wir hatten uns das anders vorgestellt«, sage ich. »Gemeinsam alt zu werden. Ich bin nicht mehr der Mann, der ich einmal war. Das weiß ich sehr wohl. Ich bin älter und grauer – aber damit hast du bestimmt gerechnet. Ich habe es nicht mehr so eilig – das wurde auch langsam Zeit. Aber dass ich nicht mehr reisen will … Und dass du mir bald die Schnürsenkel binden musst, meinen Rollstuhl schieben und mich vielleicht auch mit dem Löffel füttern wirst …«

»Spinn nicht rum«, sagt Sandra. »Ich habe immer gewusst, dass das passieren kann. Auch umgekehrt. Dass du mich schieben müsstest.«

»Vielleicht habe ich doch Angst, dass du von mir fortgehen wirst.«

»Ich geh nirgendwo hin.«

Und dann erzähle ich ihr von dieser Patientenverfügung. Das fällt mir schwer. Was bisher ein philosophisches und politisches Problem war, kommt einem scheußlich nahe, wenn man es dem erklären muss, der zurückbleiben wird.

»Ich habe doch immer gewusst, wie du darüber denkst«, sagt Sandra.

»Ganz lange wusste ich das selbst nicht.«

»Erzähl mal«, sagt sie.

»Wo willst du, dass ich beginne?«

»Erzähl einfach.«

»Die täglichen Beschwerden«, sage ich, »will ich schon aushalten. Dem lässt sich nicht entkommen. Dem läppischen Leiden sozusagen. Das hat schon mächtig eingesetzt. Vielleicht werde ich mich an das Kopfwackeln gewöhnen, die abendlichen Schmerzen, daran, dass ein Bein immer wegzieht, an das ewige Getrommel meiner Finger, und daran, dass mich bald jemand waschen muss … Herr im Himmel, wenn ich noch lesen kann, bin ich sogar bereit, eine Windel zu tragen.«

Du gibst dich ganz schön abgeklärt, sehe ich sie denken.

»Solange ich imstande bin zu erzählen, können mir Würde und äußerer Anstand gestohlen bleiben – die gingen schon flöten, als ich mich zum ersten Mal nass gemacht habe. Aber wenn wir merken, dass ich weggleite, dass mir zu viel verloren geht, dass ich selbst zu verschwinden beginne, wenn mir der Plot entschlüpft, dann darf das Buch auch geschlossen werden.«

»Wo willst du denn, dass es endet?«

»Wenn ich kommen sehe, dass ich bald nicht mehr weiß, wo ich bin, wenn ich ein anderer werde, ein Mann, der seine Frau nicht mehr erkennt, wenn ich die Namen der Kinder vergesse.«

»Was tust du dann?«

»Ich habe keine Angst zu sterben. Aber mir steht nicht der Sinn nach *dying badly,* wie ein britischer Autor es nannte. Das will ich, wenn es irgend geht, verhindern. Wenn ich rechtzeitig den Mut dazu finde.«

»Wenn das deine Entscheidung ist …«, sagt Sandra. Sie wird mir helfen.

»Ich werde bis zum Ende für dich sorgen.«

∞

Zögernd trete ich über die Schwelle des Ladens mit der tiefgrünen holzgerahmten Front, der verblassten, gelb-weiß gestreiften Markise und den hohen Schaufenstern. Die Türglocke bimmelt. Drinnen sehe ich, im selben klassischen Grün, Vitrinen mit Fliegen und Einstecktüchern, Hosenträgern und Krawatten. Schrankfächer mit Herrenunterwäsche und Pyjamas. An einer Aluminiumstange hängen weiße Bademäntel. Um die Ecke stehen Spazierstöcke mit verzierten Knäufen.
Wie er mir helfen könne, fragt der Mann hinter dem Tresen.
»Ich suche einen Hut.«
Das erstaunt ihn nicht. Er hat Filzhüte und Hüte aus Leder. Stetsons und Borsalinos. Karierte Schirmmützen à la Sherlock Holmes, Hüte, wie sie Humphrey Bogart getragen hat. Als ich ihn darum bitte, holt er von einem hohen Regal den hellbraunen Cordhut herunter, den mein Vater getragen hatte.
»Der wurde früher sehr viel getragen«, sagt er.
»Ich suche etwas anderes.«
»Darf ich Ihnen etwas aufsetzen?«
Ich erzähle ihm allerdings nicht, warum ich einen Hut will.

Vielleicht begann ich es zu begreifen, als ich in diesen Laden mit Hüten ging, oder kurz zuvor, als ich unschlüssig vor der Auslage stand und mich in einer Anwandlung dazu entschloss, nicht daran vorbeizugehen. Ich hatte einen Beschluss gefasst, aber fragte mich letztlich, warum ich dazu vier Jahre gebraucht hatte.
Auf jeden Fall wurde mir diese Frage und gleich darauf die Antwort bewusst, als ich auf die hohen Fächer blickte, das leichte Durcheinander in einem hundert Jahre alten Laden. Mit einem Mal war alles anders.
Ohne es zu wissen, habe ich möglichst lange gezögert, habe ich mein Denken bis in den letzten Winkel ausgeweitet. Ich grü-

belte über die Patientenverfügung, weil ich meinen Urin nicht halten konnte. Als meine Buchstaben durcheinandergerieten, vertiefte ich mich in die Seele. Um den Wahnvorstellungen aus dem Weg zu gehen, verlor ich mich im freien Willen. Es war, als ob ich mir Fermats letzten Satz vornehmen würde, weil ich Angst davor hatte, die Wurzel aus neun zu ziehen.
Ich dachte so angestrengt über das nach, was mir vielleicht nie widerfahren würde, um bloß nicht über das Abtakeln nachzudenken, das mir mit Sicherheit bevorstand.

∞

Schon ein halbes Leben tue ich alles, um bloß nicht meinem Vater zu gleichen. Nicht so furchtsam, so zögerlich zu sein. Inzwischen bin ich ebenso ängstlich wie er, habe Angst davor, ängstlich zu werden.
Ich probiere ein paar schwarze Filzhüte an. Der zweite bleibt der beste. Als ob er immer schon da gewesen wäre. Ich bin ein Mann mit einem Hut.

Nachweise

Aus erzählerischen Gründen habe ich in einigen Textpassagen auf Quellenangaben verzichtet. Douwe Draaisma verdanke ich Einsichten zur Funktionsweise des Gedächtnisses. Der Philosoph und Pflegeheimarzt Bert Keizer lehrte mich, die mit Sterbehilfe und Demenz verbundenen Dilemmata besser zu begreifen. Der Filmemacher George Schouten brachte mir Meditation und Buddhismus nahe. Die acht Stadien der Demenz habe ich Dick Swaab entlehnt. Die Biografie der Null, die meine fiktive Figur in Kapitel 7 schreibt, hat Charles Seife schon verfasst.

Die wichtigsten Quellen:

Douwe Draaisma, *Die Heimwehfabrik* (Herder, 2011).
Helmut Dubiel, *Tief im Hirn* (Kunstmann, 2006).
Jonathan Gottschall, *The Storytelling Animal* (Mariner Books, 2013).
Douglas Hofstadter, *Ich bin eine seltsame Schleife* (Klett-Cotta, 2008).
Bert Keizer, *Waar blijft de ziel?* (Lemniscaat, 2012).
George Schouten, *Expeditie geluk* (Nieuw Amsterdam, 2011).
Charles Seife, *Zwilling der Unendlichkeit* (Goldmann, 2002).
Dick Swaab, *Wir sind unser Gehirn* (Droemer, 2011).

Zudem habe ich Reportagen verarbeitet, die im *Dagblad van het Noorden* und in der *Volkskrant* erschienen waren, sowie einige Passagen, die ich in abgewandelter Form in *Hotel Almere*

(Atlas, 1996) aufgenommen hatte. Zum Schutz der Privatsphäre habe ich einige Namen geändert.